La grossesse de Roger

Nous remercions le ministère du Patrimoine canadien,
la SODEC et le Conseil des Arts du Canada
de l'aide accordée à notre programme de publication

Patrimoine canadien Canadian Heritage

SODEC Québec

Conseil des Arts du Canada Canada Council for the Arts

ainsi que le gouvernement du Québec
– Programme de crédit d'impôt
pour l'édition de livres
– Gestion SODEC.

Nous reconnaissons l'aide financière
du gouvernement du Canada
par l'entremise du Programme d'aide au développement
de l'industrie de l'édition (PADIÉ) pour ce projet.

Illustration de la couverture et illustrations intérieures:
Philippe Béha

Maquette de la couverture et montage de la couverture:
Conception Grafikar

Édition électronique:
Infographie DN

Membre de l'Association nationale des éditeurs de livres

ASSOCIATION NATIONALE DES ÉDITEURS DE LIVRES

Dépôt légal: 2e trimestre 2011
Bibliothèque nationale du Canada
Bibliothèque nationale du Québec

1234567890 IM 987654321

Éditions Pierre Tisseyre
ISBN 978-2-89633-188-8
11410

Roger Poupart

La grossesse de Roger

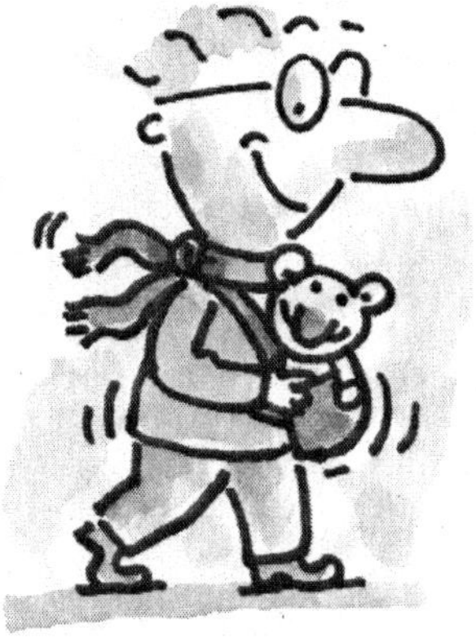

ÉDITIONS
PIERRE TISSEYRE
www.tisseyre.ca

155, rue Maurice
Rosemère (Québec) J7A 2S8
Téléphone : 514-335-0777 – Télécopieur : 514-335-6723
Courriel : info@edtisseyre.ca

Catalogage avant publication
de Bibliothèque et Archives nationales du Québec
et Bibliothèque et Archives Canada

Poupart, Roger

La grossesse de Roger

2e éd.

ISBN 978-2-89633-188-8

I. Paternité II. Grossesse III. Titre.

HQ756.P68 2011 306.874'2 C2010-942676-2

À Agathe, Médéric et Arthur
qui ont eu la bonne idée
de venir s'installer dans ma vie.

Préface

Le texte que vous vous apprêtez à lire a été écrit entre 1994 et 1995, pendant la grossesse de ma conjointe Agathe.

Depuis la publication de *La grossesse de Roger*, les tests de grossesse vendus en pharmacie se sont perfectionnés, la littérature spécialisée en maternité s'est enrichie de nouveaux titres incontournables pour les futures mamans et leurs conjoints, le contenu des cours prénatals au privé et dans les CLSC a évolué pour s'adapter aux modes actuelles et aux dernières découvertes en obstétrique. Ceci sans oublier qu'un providentiel programme de congés de paternité et de maternité, financé par le gouvernement du Québec, a été mis sur pied. Même les travailleurs et travailleuses autonomes peuvent s'en prévaloir. C'est une formidable innovation, qui expliquerait apparemment en partie le baby-boom que connaît le Québec depuis peu. Un tel programme n'existait malheureusement pas dans les années quatre-vingt-dix.

En revanche, bien des choses n'ont guère bougé depuis la publication de la première édition de ce livre. Les femmes et les hommes sont toujours des êtres humains faits de soixante-douze pour cent d'eau, les embryons sont toujours un amas de cellules en formation, et les allées du Jean-Coutu sont toujours aussi étroites qu'en 1995! Du reste, je doute que la gamme des émotions vécues par les futurs parents en attendant leur premier bébé se soit littéralement métamorphosée de fond en comble.

En retravaillant mon texte, j'ai constaté, avec une certaine candeur, que je suis également resté le même depuis 1995. Dois-je m'en réjouir ou m'en inquiéter? Je ne saurais dire. Je vis toujours avec Agathe, j'exerce le même métier, j'ai gardé mes amis, j'habite encore Le Plateau bien, que nous ayons dû déménager dans une maison plus spacieuse avec la naissance d'un deuxième enfant, en 1998. Je me suis rendu compte que mes valeurs et mes opinions n'avaient pas beaucoup changé, pour ne pas dire guère évolué…

J'ai écrit *La grossesse de Roger* pour tenter de comprendre ce qui nous arrivait, à ma conjointe et à moi, en attendant notre premier bébé. J'ai cherché à saisir comment l'arrivée imminente d'un bébé allait transformer notre vie. Loin de moi se trouvait l'idée de prodiguer des conseils aux parents en devenir. C'est drôle à dire pour un consultant de profession, mais je n'aime pas tellement donner des conseils, et encore moins en recevoir. Je voulais tout simplement partager, par le moyen de l'écriture, une expérience heureuse avec le plus de gens possible.

En préparant cette nouvelle édition, j'ai éliminé autant que faire se peut les références au milieu des années quatre-vingt-dix qui ne me paraissaient plus pertinentes pour le public d'aujourd'hui. J'ai modifié ou retranché les passages qui avaient mal vieilli à mes yeux. J'ai effectué quelques changements de nature «cosmétique». Pour le reste, j'ai respecté l'esprit et la lettre du texte d'origine. Je ne voulais pas lui soustraire sa saveur initiale en cherchant trop à l'adapter au goût du jour.

J'espère sincèrement que les futurs parents se reconnaîtront encore dans mon texte. Pour dire la vérité, c'est là mon unique objectif.

Bonne lecture.

1er mois

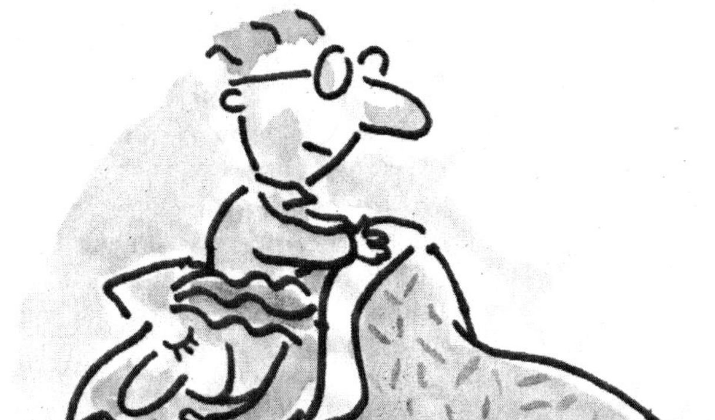

22 septembre

En pleine nuit, Agathe se lève pour aller aux toilettes. Il faut de l'urine bien fraîche pour utiliser les tests de grossesse vendus en pharmacie.

Je n'entends plus de bruit. Pas de cri de joie, pas de crise de larmes non plus.

En revenant se coucher, elle me caresse la joue du dos de sa main. Je lui demande d'une voix ensommeillée :

— Es-tu enceinte ?

— Va voir sur la table de la cuisine si tu veux le savoir.

— O.K. ! Tu ne réagis pas. Ça veut dire que tu ne l'es pas, dis-je, en enfonçant ma tête au creux de l'oreiller.

— Lève-toi et va vérifier si tu es curieux.

Aussi bien en avoir le cœur net. Sans prendre la peine de mettre mes lunettes, je me traîne les pieds jusqu'à la table de la cuisine. Je fais de la lumière.

Comme je suis très myope, je m'approche à quelques centimètres du petit objet de plastique blanc, un bâtonnet en forme de thermomètre.

De la cuisine, j'élève la voix pour qu'Agathe m'entende de notre chambre à coucher.

— Qu'est-ce que ça signifie, deux lignes roses? Qu'on va avoir des jumelles?

— Non, mais ça veut dire qu'on va avoir au moins un bébé.

— Hein? Es-tu folle?

— Lis les explications si tu ne me crois pas.

— Ça ne se peut pas. Est-ce qu'ils sont fiables à cent pour cent, ces tests-là?

— À quatre-vingt-dix-huit pour cent. C'est écrit sur la boîte.

— ???

— Rappelle-toi. Je n'ai presque pas été menstruée ce mois-ci. Juste des petits saignements de rien du tout.

Je retourne me coucher. Je ressasse la question en renonçant à retrouver le sommeil. Je me lève de nouveau, je retourne à la cuisine et j'observe, incrédule, le mystérieux petit objet de plastique, avec mes lunettes cette fois-ci. Je parcours le mode d'emploi que fournit le fabricant.

— *Shit*! T'es enceinte pour vrai! dis-je, en réintégrant la chambre.

— T'es pas content?

— La question n'est pas de savoir si je suis content ou non. Ce n'est pas possible, c'est tout!

— Moi aussi, je trouve ça bizarre. Mais qu'est-ce que tu veux? Ça fait partie des surprises de la vie, je suppose.

— Une surprise! Oui, toute une.

Depuis un mois, pour nous exercer et peut-être aussi pour jouer un peu avec le feu, nous avions rangé le paquet de préservatifs dans le fond d'un tiroir pour pratiquer la méthode du «retrait préventif».

— La fois du retrait préventif, je me suis répandu à l'extérieur, plus exactement dans ma main!

— Ce sont des choses qui arrivent.

— Quoi? Éjaculer dans ma main?

— Non, rendre une fille enceinte avec la méthode du retrait préventif. Quant à savoir si tu viens souvent dans ta main, tu es mieux placé que moi pour le savoir…

— Gnan… gnan. Très drôle.

Je me suis souvenu qu'Agathe avait bu la fin de semaine précédente, aux noces d'une amie. Elle ne s'était pas soûlée, non, mais le cocktail avait duré bien plus longtemps que prévu, comme c'est presque toujours le cas aux noces. Je me suis mis à m'imaginer que l'embryon était peut-être contaminé par l'alcool.

— C'est contre-indiqué pour les femmes enceintes, non?

— Je sais.

— D'un autre côté, tu manges beaucoup de tofu ces temps-ci. Ça compensera. Il aura de l'alcool dans le sang, mais du tofu dans la cervelle.

— Pourquoi tu dis «il»? C'est peut-être une fille.

— Ne parle pas de malheur!

— T'es pas fin, a-t-elle rétorqué en me tournant le dos.

Elle n'était pas fâchée pour vrai, je le savais, et il ne valait pas la peine d'amorcer des réconciliations. Mieux vaut conserver ses arguments pour les moments d'authentique bouderie.

Ce sont les derniers mots que nous avons échangés.

Agathe s'est rendormie. Moi, j'ai pensé à ce minuscule quelqu'un dans son ventre. Pas un être humain ni même un fœtus, juste un phénomène biologique pour l'instant. Un amas de cellules. Combien à ce stade-ci? Quatre, huit, seize, une centaine, des millions peut-être? J'ai pensé à ce petit œuf qui commençait déjà à perturber ma vie.

J'ai trente-quatre ans, Agathe aussi. Je suppose que le temps était venu de procréer. Ou peut-être aurait-il mieux valu attendre encore un peu? Merde! Il est trop tard pour se poser la question à présent. Et je me suis répété en moi-même: *Impossible. Ça ne se peut pas.*

○

Ce matin, j'ai annoncé à Agathe mon intention de tenir un journal, le temps de sa grossesse.

— Pourquoi faire ?

— Eh bien, pour noter mes impressions, pour raconter ce qu'on apprend de nouveau, pour parler de toi et de moi.

— Tu vas étaler nos vies au vu et au su de tout le monde ?

— Ne t'inquiète pas. Je n'ai pas l'habitude d'écrire pour des centaines de milliers de lecteurs.

23 septembre

Plus j'y pense, plus je me dis que ce doit être l'effet de mes caleçons boxeur. J'en porte depuis mon adolescence. Jamais mes parties intimes ne se sont senties à l'étroit.

J'ai déjà lu, quelque part, que les testicules libres de leurs mouvements produisent davantage de spermatozoïdes. Un vague souvenir, comme ça. Pas de quoi préparer une communication scientifique au prochain Congrès mondial des urologues…

○

Agathe n'arrive pas à se persuader qu'elle est enceinte.

— On n'a même pas essayé pour vrai.

— C'est ça, le plus triste. Quand ils ont voulu devenir papa, la plupart de mes amis ont eu la chance de baiser comme des lapins, le temps de concevoir l'enfant.

— Ce que tu peux être vulgaire des fois. J'espère que tu n'écriras pas ça dans ton maudit journal au moins.

— Bien sûr que non. Tu me connais mal.

○

Nous perdons un temps considérable à échafauder des hypothèses saugrenues sur la date de la conception. Le bébé n'aurait-il pas été conçu lors d'un séjour dans Charlevoix, dans un gîte du passant de Saint-Irénée ? On ne le saura jamais. Il ne viendra quand même pas au monde en arborant un sceau officiel sur la fesse droite : fabriqué telle date, à tel endroit. Ni avec une date de péremption.

○

Ma blonde a mal au cœur.

— Il me semble que j'ai plus faim qu'avant. Et que mes seins sont plus sensibles, plus fermes aussi.

— Laisse-moi vérifier ça.

— Cochon ! fait-elle en me repoussant.

○

Je dis à Agathe sur un ton de reproche :

— On s'était pourtant promis de n'en parler à personne avant d'être sûrs à cent pour cent.

Alors que je suis la mémère du couple et que j'ai tenu ma langue jusqu'ici, ma blonde n'a pas pu s'empêcher d'en parler à ses collègues de bureau. Sans oublier sa sœur Isabelle.

— Aussi bien dire à tout le monde que tu connais.

Les trois sœurs d'Agathe sont de vraies machines à tomber enceintes et à procréer. Toutes trois réunies, elles ont sept enfants et je ne sais combien de fausses couches elles ont vécues, combien d'avortements elles ont subis.

La légende familiale veut même qu'Héloïse, la fille d'Isabelle, ait été conçue sans qu'il y ait eu pénétration. Comme quoi l'Immaculée Conception n'est peut-être pas une histoire aussi farfelue qu'on a coutume de le penser. Une autre sœur d'Agathe est déjà tombée enceinte pendant ses règles. Il semblerait que ça se produit plus souvent qu'on ne l'imagine.

Finalement, mes spermatozoïdes n'ont probablement rien de prodigieux. Ils ne sont ni plus vigoureux ni plus feignants que ceux des beaux-frères. Ce sont les sœurs Moquin qui tiennent du phénomène. Pas leurs conjoints.

○

— Je vais essayer de me trouver une accompagnatrice ou une sage-femme, m'a annoncé Agathe. Isabelle me dit qu'un homme est souvent dépassé par les événements pendant l'accouchement.

— Qu'est-ce qu'on est censés faire, au juste? Crier «pousse, mon amour» et vous masser le dos quand vous êtes fatiguées?

— Tu es tellement niaiseux quand tu veux.

— Trouves-en une si ça peut te faire plaisir! Du moment qu'elle n'est pas trop granole et qu'elle ne coûte pas trop cher, je n'ai pas d'objection.

○

Lu dans un magazine: chaque jour, 750 000 bébés naissent sur la planète. Évidemment, lorsque ça t'arrive, la Terre cesse de tourner. Ou plutôt elle continue à le faire, mais autour de toi et de ton enfant.

L'entrefilet mentionne aussi qu'il se pratique quotidiennement 150 000 avortements. Là-dessus, Agathe est catégorique. En montrant son ventre, elle dit:

— S'il est là, je le garde.

Je suis d'accord. C'est une question de réglée.

24 septembre

Agathe a voulu passer un autre test de grossesse à la pharmacie.

— C'est la même chose que celui en boîte, mais moitié moins cher, nous informe le pharmacien.

— Si c'est pareil, ça ne donne pas grand-chose de plus.

— Je veux une confirmation, déclare Agathe.

En attendant le résultat, je décide d'acheter un nouveau balai, le genre de modèle taillé en biseau que détestent les araignées.

L'attente, un gros cinq minutes, me met les nerfs en boule. Avec mon balai, j'accroche les étalages de papier hygiénique en solde et j'éborgne quasiment une vieille dame dans le rayon des produits ménagers. Ah ! les allées étroites du Jean-Coutu !

— Madame Moquin ?

Agathe s'approche du comptoir.

— C'est positif, lance le pharmacien à la cantonade.

Puis, revenant à des sentiments plus capitalistes :

— Avec le balai, les deux tubes de dentifrice et le détergent à vaisselle, ça va faire 29,78 $. Vous allez payer comptant, par débit ou par carte de crédit ? Avez-vous la carte Airmiles ?

En sortant de la pharmacie, j'embrasse ma blonde.

— Ça s'en vient sérieux, notre affaire, tu ne trouves pas ?

— Ouais. Deux tests positifs. Mais j'ai encore un peu de mal à le croire.

Sur l'avenue du Mont-Royal, nous croisons plein de femmes enceintes. Sont-elles toujours aussi nombreuses le samedi matin ou sortent-elles spécialement aujourd'hui pour nous souhaiter la bienvenue dans le club des futurs parents?

Il y a aussi plein de papas qui attendent derrière des poussettes pendant que leurs femmes reluquent les vitrines des magasins de vêtements. Au moment de traverser la rue, les papas regardent plusieurs fois au cas où un automobiliste écervelé (pardonnez le pléonasme) foncerait en leur direction. Leur prévoyance, que d'ordinaire je ne remarque même pas, m'attendrit.

○

À la maison, j'écoute un CD d'Albert Collins, l'un de mes *bluesmen* préférés. Il chante une vieille pièce de Guitar Slim: *The Things I Used to Do* qui prend aujourd'hui un sens nouveau.

The things I used to do,
No, I ain't gonna do them, no more.

En effet, au diable ma carrière de golfeur.

Bah! Je n'aspirais pas à devenir un professionnel de la petite balle blanche. Lors de mes dernières parties, la qualité de mon jeu était pitoyable. Mais j'avais encore espoir de m'améliorer un peu.

Fini aussi les deux voyages par année en Europe ou dans l'ouest des États-Unis.

Fini le cinéma, les restaurants, les spectacles de blues.

Fini les livres. Fini l'écriture.

Fini la santé. Les enfants, c'est toujours malades, entonne le chœur des parents fourbus. Ce sont de véritables foyers d'infection. Ils attrapent tout ce qui court et nous refilent à l'envi les plus virulents des microbes, ceux contre lesquels on n'a jamais songé à s'immuniser.

Fini les économies. Mon rejeton va me coûter une beurrée. Comme l'affirme mon ami Andy avec son accent anglais : « Un enfant, c'est une mozeusse de *negative cash-flow.* »

Combien ? Je ne sais pas, mais sûrement une jolie galette. Mon amie Joanne, qui ne roule pourtant pas exactement sur l'or, a déjà estimé les dépenses à dix mille dollars par année pendant vingt ans.

— Tu veux dire quasiment un quart de million !

Parmi les premiers mots que prononce l'enfant, il y a l'inévitable : « Papa, achète… »

Fini mon appartement ensoleillé, au troisième étage d'un immeuble du Plateau-Mont-Royal. Je devrai sans doute vendre ma copropriété et acheter un rez-de-chaussée. On se lasse vite de monter et descendre une poussette à bout de bras, m'expliquent ceux qui ont vécu l'expérience.

Devrais-je m'installer en banlieue, moi qui me suis toujours moqué de ses habitants ? Mes amis se vengeront de mes railleries, c'est certain.

Fini mon indépendance. Je travaille depuis six ans chez moi. Je devrai à présent me louer un bureau. Sortir l'hiver pour aller bosser. L'horreur ! Mes clients, pour la plupart des responsables des communications et des relations publiques dans la grande entreprise, n'apprécieraient pas entendre les hurlements d'un bébé chaque fois qu'ils me téléphonent. Dans mon métier, il faut faire attention à l'impression qu'on laisse. Mieux vaut éviter que mes clients en viennent à croire que j'ai diversifié ma petite entreprise en y incluant un CPE.

— Il va falloir acheter une auto aussi, renchérit Agathe.

— Quoi ? Un char ?

— Heu... oui.

— On ne peut pas se promener en taxi avec un bébé ?

— Pas vraiment, non.

— On n'aura plus une maudite cenne pour nous autres ! Toutes mes économies vont y passer.

— Espèce de vieux Séraphin !

La comparaison n'est pas gratuite. Dans le roman *Un homme et son péché* de Claude-Henri Grignon, Séraphin refuse à Donalda de lui faire le bébé qu'elle réclame, sous prétexte qu'un enfant, ça finit par coûter cher. Pas fou, mon vieux Séraphin. Pas fou pantoute.

Décidément, cette petite affaire qui s'est installée dans le ventre d'Agathe promet de chambouler toute ma vie.

Une preuve?

Comme Agathe a mal au cœur, c'est moi qui me tape le ménage aujourd'hui.

— Une femme enceinte ne doit pas laver la cuvette des toilettes, proclame ma concubine.

Pendant ce temps-là, elle range son linge d'été et tombe sur un petit ensemble de bébé rayé jaune et vert.

— J'avais acheté ça pour Mathilde, mais ça ne lui faisait pas. Je l'avais gardé pour le mien.

Pour manifester de l'intérêt, je bredouille:

— C'est un beau pyjama.

— Ce n'est pas un pyjama, innocent, c'est un ensemble débardeur pour l'été.

— Tu sais, ce qui m'inquiète dans le fond, c'est de penser qu'un jour, dans quelques années peut-être, l'enfant aura honte de moi. Tous les enfants du monde méprisent à un moment leurs parents. C'est un passage obligatoire. Il va me traiter de vieux con chaque fois que j'ouvrirai la bouche. Il rira de moi devant ses amis parce que je suis frileux et que je porte une tuque d'octobre à mai.

— Il n'aura pas tort…

○

Pendant que nous regardons tranquillement la télévision et que je caresse le ventre de ma blonde, j'appuie sur la télécommande.

— Qu'est-ce que tu viens de faire là?
— Ben... J'ai changé de poste.
— T'as pas le droit.
— Mais... l'émission était plate.
— Moi, j'aimais ça. Il ne faut jamais contrarier une femme enceinte, tu sauras.

Je parie que je vais l'entendre plus d'une fois, cette phrase-là.

25 septembre

Je me lève de bonne humeur, de plus en plus rassuré dans mon rôle de futur papa. Évidemment, comme il faut toujours un équilibre dans le couple, c'est au tour de ma blonde d'avoir le blues.

— Jure-moi que tu vas m'aider! Dis-moi que tu vas t'en occuper, toi aussi!

Les filles sont faites comme ça. On doit leur répéter dix mille fois les mêmes choses pour qu'elles se sentent en sécurité. Surtout, ne tombons pas dans le piège. Restons stoïques.

— M'occuper du petit? Mais tu es complètement cinglée, ma vieille. Tu te trompes sur toute la ligne. Tu sais bien que je vais devenir un habitué des bars de danseuses nues, que je vais quitter la ville le plus souvent possible, que je te laisserai moisir à la maison et que je ferai encore plein d'autres trucs mille fois pires que ce que tu peux imaginer de plus dégoûtant. C'est bien simple, je serai plus dégueulasse que toutes les caricatures réunies de personnages machos de nos subtils téléromans québécois. Voilà ce qui t'attend, ma vieille !

Pour toute répartie, elle me flanque un coup de coude dans les côtes. J'en perds le souffle pendant quelques secondes.

○

Télé-Québec présente un reportage sur les mères monoparentales. Discrètement, je tente de changer de chaîne.

— Qu'est-ce que tu fais là ?

— Y'a du football américain ailleurs.

— Remets ça où c'était !

— T'es sûre ?

— Faut pas contrarier une femme enceinte...

J'étais déjà au courant.

La jeune femme du reportage touche un petit chèque d'aide sociale. Elle élève seule ses deux jeunes enfants. Ils hurlent à tour de rôle pour attirer l'attention de leur mère pendant qu'elle essaie tant bien que mal de répondre aux questions de la journaliste.

— Comment faites-vous pour boucler votre budget avec six cents dollars par mois et trois bouches à nourrir ? demande candidement la reporter.

Qu'est-ce qu'elle attend comme réponse ? « Vous savez, je réalise des vols de dépanneurs pour arrondir mes fins de mois. Je me spécialise aussi dans l'enlèvement de journalistes et dans l'extorsion de fonds. »

— Je ne peux pas couper le loyer ni le téléphone, dit plutôt la jeune femme, alors j'économise sur les vêtements et l'épicerie.

— Sur la nourriture ?

— Je n'ai pas le choix.

— Avez-vous des dettes ?

— Non. Sauf que je n'ai pas payé mes comptes d'Hydro l'hiver passé.

— Vous leur devez combien ?

— Douze, treize cents piasses…

Pendant la pause publicitaire, Agathe m'annonce :

— On va passer chez le notaire pour régulariser notre situation.

— T'as peur de te retrouver comme cette mère ? Tu me prends vraiment pour un faux jeton.

— On n'est jamais trop prévoyants.

26 septembre

— Je n'ai plus mal au cœur. Je ne suis peut-être plus enceinte.

— Ce n'est pas comme ça que ça marche, ma belle Agathe. Ou ben t'es enceinte, ou bedon tu l'es pas.

— Enceinte… bedon… Tu fais de l'esprit de bottine.

— Le test dit que tu produis une hormone. Je ne me souviens pas du nom parce que c'est un mot à coucher dehors.

— L'hormone HcG.

— C'est ça ! Si tu n'étais pas enceinte, veux-tu bien m'expliquer ce que cette foutue hormone viendrait faire dans ton urine ?

— Tu marques un point.

— Non, je gagne le match. T'es enceinte, pis ça finit là.

Elle roule des yeux étonnés.

— Façon de parler, évidemment…

○

Agathe me demande :

— Vas-tu m'aimer pareil même si je ne suis pas enceinte ?

— Oui.

— Tu ne vas pas m'aimer moins ?

— Je vais t'aimer pareil, même si vous allez être moins nombreux.

Montréal accueille présentement un grand congrès mondial de gynécologie et d'obstétrique qui réunit quatorze mille spécialistes du sujet.

— C'est le temps de te magasiner un médecin. Tu as l'embarras du choix.

○

Dans sa bibliothèque, ma blonde déniche une brochure jaunie intitulée *Le contrôle des naissances* et parue aux Presses de la Santé, un organe de la CSN.

— Ça doit dater de l'époque de ta mère. Tu n'apprendras rien là-dedans.

— C'est encore drôle.

Vérification faite, la brochure a été éditée en 1980. Effectivement, ça fait un petit moment.

Parfois une femme a de très légers saignements à peu près au moment où elle devrait être normalement menstruée...

— C'est moi, ça.

... Dans ce cas, s'il y a possibilité de grossesse, il faut confirmer ou infirmer cette hypothèse par un test de grossesse et un examen gynécologique.

— Je le savais aussi qu'il fallait prendre rendez-vous avec ton médecin.

— O.K. O.K. J'appellerai le docteur demain.

Je l'ai regardée enfiler son manteau pour se rendre à sa rencontre mensuelle des *Weight Watchers*. Il y a quelques mois, elle se trouvait trop grosse, comme quatre-vingt-quinze pour cent des filles en Occident, et elle avait décidé de suivre un régime.

— Je ne veux pas être déjà grosse quand je vais tomber enceinte, affirmait-elle.

— Comme il te plaira.

J'ai bien des défauts, soit, mais j'ai le mérite de n'avoir jamais ennuyé Agathe avec son poids. Je l'aimais maigre, je l'aimais enveloppée et je l'aurais aimée carrément ronde, même si l'adverbe et l'adjectif forment ici un drôle de ménage.

En suivant à la lettre le programme des *Weight Watchers*, Agathe avait réussi à perdre une dizaine de kilos. Sa mère lui reprochait d'être devenue trop maigre, quasiment anorexique.

De mon côté, j'ai fini par trouver un certain intérêt à boire du lait de soya, à manger du tofu, de la pizza végétarienne ou du pâté au millet. Mais il me faut toujours des chips barbecue pour faire passer le tofu. J'ai encore des croûtes à manger pour devenir un pro de la granole. Des croûtes multigrains par-dessus le marché.

Agathe se rend donc à sa soirée des *Weight Watchers* avec l'intention de se renseigner sur les menus de femmes enceintes. En me quittant, elle dit :

— Je me sens davantage enceinte à présent.

— T'es folle en maudit.

— Je sais.

Puis, elle ajoute :

— Quand je reviendrai des *Weight Watchers*, tu me feras l'amour au lieu de m'adresser continuellement des méchancetés.

○

C'est curieux. Il semblerait que j'aie eu peur pour Puceron.

J'étais gêné dans mes mouvements, je craignais de le déranger. Je sais bien qu'il est au deuxième étage et que moi, je me trouvais au rez-de-chaussée, mais je n'ai pu chasser cette singulière pensée de mon esprit.

« Y'a quelqu'un. Y'a quelqu'un qui rit de moi en plus. »

— Mets-y un peu d'entrain, m'a recommandé ma partenaire.

— O.K. d'abord.

Après nos ébats, j'ai posé ma tête sur le ventre d'Agathe. Elle caressait mes cheveux et m'a chuchoté :

— Si je n'étais pas déjà enceinte, je vais l'être maintenant.

27 septembre

— J'ai arrêté de prendre du café au bureau et France a tout de suite deviné.

— Perspicace, la Larouche.

— Et mère de deux enfants en plus.

— Ça aide à développer la perspicacité.

— Elle m'a dit qu'il fallait attendre de sauter deux cycles avant de consulter un médecin. Autrement, il ne peut rien voir.

— T'as pas encore appelé ton docteur ?

— Non.

— Elles sont dues pour quand, tes prochaines menstruations ?

— Mi-octobre. Le 11 ou quelque chose du genre.

— Ça signifie qu'on ne sera pas fixés avant trois semaines encore ?

— Patience, mon Rog. Patience.

29 septembre

Je dois gagner de l'argent pour assurer le bien-être de ma famille. Je dois trouver des contrats. Je devrais m'atteler au téléphone et appeler mes anciens clients.

« Vous n'auriez pas des discours, des brochures corporatives ou des rapports annuels à faire écrire ? J'ai besoin de sous, vous comprenez, je vais devenir papa. »

Évidemment, chercher à attirer la pitié n'est pas une technique très efficace en affaires. Même les organismes de charité ont compris ça depuis longtemps.

30 septembre

Agathe se regarde de profil dans le miroir de la chambre. Elle effleure son corps de ses mains.

— Suis-je enceinte ou bien ne le suis-je pas ? *Dat iz de kwechtchionne.*

○

Aux repas, ma douce pique dans mon assiette.

Son père, aujourd'hui décédé, avait coutume de faire cela. Mais jamais dans l'assiette d'Agathe. Il avait trop peur qu'elle lui enfonce sa fourchette dans la main, je suppose.

Donc, Agathe a faim. Toujours faim.

Elle mange et elle émet de gros rots bien sonores. Puis, elle se colle contre moi.

— Les femmes enceintes ont besoin de beaucoup d'affection. C'est écrit dans tous les livres de maternité.

○

— Prends-la, m'ordonne Jean-Georges, en déposant sa fille de six mois dans mes bras. Ça va peut-être te donner des idées.

Depuis qu'il est papa, mon ami me demande au moins une fois par semaine si Agathe est enceinte. Se soucie-t-il de l'avenir démographique du Québec, ou encore plus simplement tient-il à me faire partager les joies de la paternité ?

Son bébé me regarde en fronçant les sourcils. Méfiante, la petite. Puis, elle s'agite, commence à pleurnicher, tord son petit corps pour se dégager de mon emprise.

— Tiens ! que je fais en la redonnant à sa mère. Je n'ai pas le tour avec les enfants.

— Ça s'apprend, affirme Jean-Georges. Tu devrais la voir le matin quand je vais la chercher pour l'amener dans notre lit. Elle est tellement contente.

— Ça fait au moins une personne qui est heureuse de te voir le matin.

Récemment, plusieurs parents m'ont répété qu'il s'agissait d'un des grands plaisirs de la vie de parent : le sourire du bébé qui reconnaît ses procréateurs.

Je trouve que c'est plutôt mince comme gratification.

○

L'automne vient de s'abattre brutalement sur Montréal.

Les femmes remballent leurs attraits et cachent leurs corps derrière des tonnes de tissus. Plus rien à se mettre sous l'œil d'ici le printemps. L'hiver va être long.

De toute façon, j'ai le sentiment de ne plus tellement voir les autres femmes depuis qu'Agathe est enceinte.

○

Agathe mange deux muffins au chocolat pour dessert. Je devine d'avance sa prochaine réplique.

— Je n'aurais pas dû en manger deux. En tout cas, je suis mieux d'être enceinte.

Puis sur un autre ton, elle enchaîne :

— C'est quand même incroyable de penser qu'un spermatozoïde minuscule…

— Pas si petit que ça !

— … qu'un spermatozoïde microscopique va féconder un ovule et qu'après neuf mois, ça donnera un bébé tout formé.

— Tout formé, mon œil ! Il faudra deux ans avant qu'il fasse caca tout seul dans son petit pot et huit ans de plus avant qu'il puisse acheter une pinte de lait au dépanneur. S'il est un Tanguy, il faudra attendre trente-cinq ans avant qu'il décolle de la maison. Je n'appelle pas ça tout formé, moi !

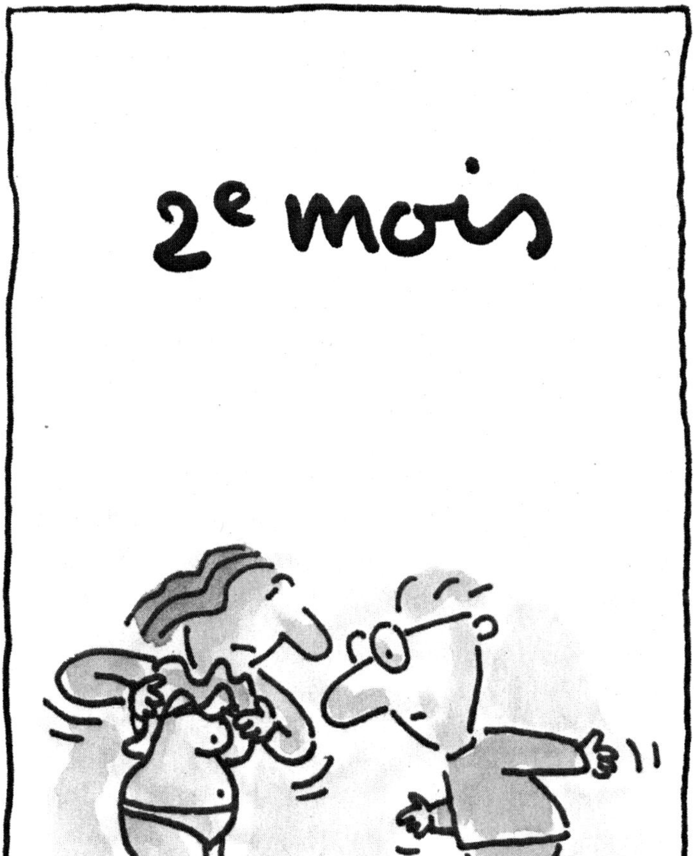
2e mois

2 octobre

Agathe est allée au salon funéraire réconforter une ancienne collègue de travail dont le mari, collectionneur de cancers rares, vient de mourir.

Premier contact avec la mort pour Puceron.

Et puis, l'ami, ça ne t'a pas trop perturbé, j'espère, de te retrouver en présence d'un mort, toi qui n'as pas encore tout à fait commencé à vivre?

3 octobre

Ma blonde nous a concocté un repas «spécial femme enceinte»: soupe à la citrouille, purée de pois chiches, choux de Bruxelles...

À l'épicerie, notre panier ressemble de plus en plus à celui de Louise Lambert-Lagacé. Le midi, pour me venger, je m'empiffre en cachette de hamburgers et de frites.

— Les femmes enceintes ont besoin de beaucoup de protéines, beaucoup de calcium, beaucoup de fer.

— Pauvre enfant. Il n'est même pas né qu'il se fait déjà casser les pieds avec les bienfaits d'une saine nutrition.

5 octobre

Agathe se plonge dans l'inspection de sa jeune bedaine.

— Il me semble que mon ventre est enflé.

— C'est sûr. T'as trop mangé!

— Sais-tu ce qui se forme pendant le deuxième mois de la grossesse?

— Aucune idée. Le tube digestif?

— Le cerveau, mon cher.

— Alors, continue à manger du tofu et des végétaux et Puceron deviendra un génie de l'astrophysique.

6 octobre

Ce midi, je dîne avec Jean-Georges dans un restaurant grec de la rue Duluth. Il me demande:

— Où iras-tu en voyage l'été prochain?

— Euh... Je ne sais pas encore. On n'a pas décidé...

— Ce doit être qu'Agathe est enceinte et que tu ne veux pas me le dire. Attends. Laisse-moi compter. Si Agathe est enceinte depuis septembre, vous aurez votre bébé en...

— Ne te fatigue pas, Jean-Georges. On va l'avoir en mai.

— Hein ?

— Bien oui. Tu as deviné. Agathe est enceinte. Enfin... je crois. J'espère.

Il me félicite et me serre la main à deux reprises.

Je lui parle de mes angoisses. Peur que le bébé ne soit pas encore bien accroché. Que les tests de pharmacie ne soient que de fausses alertes. Etc.

Promu expert en la matière, il me rassure.

— Généralement, c'est dans les premières semaines que le bébé décroche.

Il me raconte encore en long et en large les joies de la paternité. S'il avait de la voix, je suis convaincu qu'il entonnerait la chanson *Prendre un enfant par la main*.

Lassés sans doute par notre conversation, nos voisins de table, un homme et une femme plutôt ronchons qui boivent du mauvais vin de dépanneur, précipitent leur départ, laissant un pourboire misérable.

Je dis à Jean-Georges :

— Tiens ta langue ! À part mon frère, personne n'est au courant.

— Tu peux compter sur moi, répond-il en faisant semblant de jurer sur la Bible. Au fait, j'y pense ! Tu vas avoir besoin d'un bureau. On va te trouver quelque chose de bien, ne t'inquiète pas.

Jean-Georges dirige avec un associé une petite entreprise immobilière. Après le repas, nous montons dans son auto. Comme d'habitude, il exécute un virage interdit parfaitement suicidaire au milieu de la rue Saint-Hubert.

— Attention ! Y'a deux papas à bord à présent.

Il me laisse à une intersection, freine quelques mètres plus loin, baisse sa vitre et me crie :

— Tu vas l'appeler comment ?

— Je ne sais pas encore. On en reparlera une autre fois.

Il redémarre sur les chapeaux de roues dans un nuage de monoxyde de carbone.

○

Agathe paresse dans la baignoire.

Je m'attable avec mon journal pour manger un plat de légumes.

En sortant de la salle de bains, ma blonde me rejoint dans la cuisine et me montre sa nouvelle acquisition. Un livre intitulé *Une naissance heureuse*.

J'examine la photo de l'auteure en quatrième de couverture : une jolie femme.

— C'est écrit par une sage-femme, me signale Agathe.

Moi qui croyais qu'elles étaient toutes des sorcières édentées avec des cheveux raides comme de la broche.

Le livre est illustré avec des photos de femmes toutes nues qui accouchent. Parfois, leurs conjoints sont tout nus près d'elles. Pour quoi faire? Pour mieux les accompagner, j'imagine.

Est-ce absolument nécessaire?

10 octobre

Agathe ne doute plus tellement de son nouvel état: voilà deux mois qu'elle saute ses menstruations. Elle se rend à l'évidence. Et l'évidence veut que son ventre commence à prendre du volume. L'évidence, comme dit un de ses collègues de travail, un Chinois né à Madagascar, c'est que tu as une brioche dans le four, ma belle.

Nous quittons la ville pour passer la longue fin de semaine de l'Action de grâce dans le Bas-du-Fleuve.

Agathe, qui a généralement bon caractère, est pratiquement insupportable tout le week-end. Véritable pimbêche qui maugrée contre tout et contre tout le monde. Dans un moment de rare accalmie, je lui fais remarquer:

— D'habitude, chérie, chacun de tes mots est comme un poème. Qu'est-ce qui t'arrive à présent?

— Les femmes enceintes vivent de grands changements hormonaux, tu sais. Ou bien on pleure pour rien. Ou bien on se comporte en vraies mégères.

— Si j'ai le choix, je préfère t'entendre bougonner.

○

En revenant de notre escapade dans le Bas-du-Fleuve, elle s'empresse de se peser, sachant pourtant que son pèse-personne n'indique jamais le poids exact. On se demande à quoi ces instruments peuvent bien servir, à part emmerder les femmes.

Je l'entends crier de l'autre bout de la maison.

— HEIN ! MAIS C'EST AFFREUX ! C'EST ÉPOUVANTABLE !

S'est-elle fracturé un pied en trébuchant sur l'objet ? Je viens à son secours.

— Qu'est-ce qui se passe ?

— Ça ne se peut pas ! J'AI PRIS CINQ LIVRES EN FIN DE SEMAINE !

— C'est normal. On a mangé comme des cochons.

— Mais je vais devenir une grosse toutoune.

— Non. Tu deviendras une femme enceinte. Nuance.

Elle retrousse un peu son chandail pour découvrir son ventre.

— Regarde comme il est enflé.

Elle le relève davantage pour me montrer ses seins.

— Regarde comme ils sont gonflés.

C'est vrai que son corps commence à se transformer.

— Je m'en viens grosse pour vrai. Ça fait juste deux mois selon mes calculs. J'ai l'impression que j'ai des jumeaux.

— La semaine dernière, tu n'étais même pas sûre d'être enceinte.

— Maintenant, il **faut** que je le sois.

12 octobre

Comme Agathe se convainc enfin de son statut de future maman, je prends la liberté de diffuser la nouvelle. J'en parle à mes amis, dont mon vieux camarade Roger. Eh ! oui, lui et moi, ça fait deux Roger. Même si c'est difficile à croire, il y a des choses pires dans la vie que de s'appeler Roger. Des choses comme... du genre... enfin !

Un peu paternaliste sur les bords sans être lui-même papa, Roger adore rendre service. Après les félicitations d'usage, il me lance, avec sa bonhomie habituelle et en me donnant une grande tape dans le dos :

— Ça va te prendre de l'assurance vie, mon ami. Tu peux te compter chanceux, j'en vends !

Il ajoute avec un sourire racoleur :

— Tu ne voudrais pas laisser ton p'tit chou et sa mère dans la misère s'il t'arrivait malheur ?

Plus tard, mon copain Jean-Georges me téléphone.

— Félicitations !

— Pour quoi faire ?

— Je viens de te trouver un magnifique bureau beau, bon, pas cher, libre dans un mois ou deux.

— Tu es vite en affaires.

— Tu ne peux pas laisser filer une occasion pareille. Fie-toi à moi.

Ah ! les amis. Que deviendrait-on sans eux ?

Heureusement, je ne compte, parmi mes intimes, aucun vendeur de voitures usagées.

15 octobre

J'ai vu mon bébé.

Pas le vrai, bien sûr, mais une photo de Lennart Nilsson dans un livre que je viens de me procurer : *J'attends un enfant* de Laurence Pernoud.

« Fœtus à huit semaines de vie. » J'avais déjà écouté des reportages là-dessus, mais je ne me souvenais plus à quoi ça ressemblait. Je veux dire par là qu'il a déjà la forme d'un petit être humain. Plus exactement d'un petit E.T. avec sa tête surdimensionnée, des saillies noires à la place des yeux, pas encore vraiment un nez, pas d'oreilles non plus, mais une peau diaphane à travers laquelle sont visibles les circuits du cerveau. Ça m'a mis dans un drôle d'état. Au beau milieu du trottoir, en face de *L'Échange*, j'ai bien failli me mettre à pleurer.

Il mesure présentement trois centimètres et pèse une quinzaine de grammes. Un poids plume. Le poids d'une lettre avec un petit chèque d'allocations familiales à l'intérieur. Il y a un mois, il n'était pas plus gros qu'un grain de blé. Son développement est phénoménal à ce stade-ci. Pendant les trois premières semaines, il double de volume chaque jour. C'est fascinant. Il s'équipe de tout ce qu'il lui faudra dans la vie. Dès le vingtième jour apparaît le tube cardiaque. Le muscle a des contractions. Des battements!

○

— T'es pas tombée sur le même pharmacien au moins?

— Non. J'ai changé d'endroit.

Maintenant que je sais à quoi il ressemble, je colle ma bouche contre le ventre d'Agathe et je lui parle. Je lui raconte que sa mère est folle, qu'elle vient de passer un autre test de grossesse, un troisième, toujours aussi positif que les précédents.

— Ne t'en fais pas, Puceron, maman va finir par se faire à l'idée que tu es bel et bien là.

Puceron! Ça ne te convient plus tellement comme surnom. Après tout, tu mesures maintenant trois gros centimètres de long. À partir de maintenant, tu vas t'appeler Pee-wee.

17 octobre

J'ai continué à diffuser la nouvelle. Je l'ai annoncée à mon amie Jo Lalonde. Nous étions au restaurant, elle s'est levée brusquement pour taper des pieds et faire des mouvements de locomotive avec ses bras. Les autres clients ont dû penser qu'elle venait de gratter la case gagnante d'un billet de loterie.

— Enfin, tu vas me comprendre! s'est-elle exclamée en levant les mains vers le ciel.

Elle faisait évidemment référence au fait qu'elle élève pratiquement seule sa fille de huit ans.

— Tu vas voir, c'est moins pire qu'on le dit. Quand t'as les deux mains dans le caca, ça te paraît une éternité, mais rétrospectivement, ça ne dure pas si longtemps. Tout à coup, ton enfant fait ses nuits, puis il court dans la maison. Bientôt, il ne veut plus que tu l'accompagnes à l'autobus scolaire.

— Et puis, il quitte le domicile familial.

— Hum, c'est un peu plus long, ça.

○

Cher Pee-wee,

Le soir, je tâte le bedon naissant de ta mère en regardant le bulletin de nouvelles. Ce n'est pas encore une bedaine, juste un petit beer pot. *Mais en plus dur. La peau est tendue. C'est agréable au toucher.*

Je m'approche et je te parle.

— Comment est la bouffe, petit?

Tu as deux mois de vie utérine et le gros du travail est déjà terminé. Les sept prochains mois serviront à la finition.

Je sais qu'il y a des futurs papas qui harcèlent leur compagne avec une longue liste de recommandations sur ce qui est permis et ce qui est contre-indiqué. Il y a des papas qui voudraient être enceints à la place de leur blonde. Dieu merci, je n'ai pas ce genre de fantasmes.

Tant qu'Agathe dort et qu'elle mange, je suis content. J'insiste aussi pour qu'elle ne saute pas trop durant ses cours de danse cardio. Je ne veux pas qu'il t'arrive quoi que ce soit, Pee-wee. Reste solidement accroché où tu es, nourris-toi bien et attends le moment venu pour sortir.

21 octobre

Aujourd'hui, c'est l'anniversaire de mon amie Jo Lalonde. Pour être certaine de ne pas être oubliée, elle s'est elle-même organisé une fête dans un petit restaurant portugais de la rue Marie-Anne.

Grâce à Jo, exceptionnelle pie bavarde, la nouvelle de ma future paternité s'est très vite répandue autour de la table.

Tout le monde nous a félicités. Même des gens que je ne connaissais pas. Agathe est devenue la covedette de ce repas.

— Maintenant, j'ai une responsabilité sur les épaules. Il va falloir que je le mène à terme.

Après le repas, vers minuit, les amies de mon amie sont sorties dans un bar, tandis que nous rentrions docilement à la maison, comme les futurs parents que nous sommes, non sans faire un arrêt dans un café pour commander de grosses portions de gâteau au chocolat. Avec deux grands verres de lait, comme de raison.

25 octobre

Premier cours prénatal au CLSC de mon quartier, sur la psychologie de la grossesse. Une vingtaine de personnes dans la salle. Surtout des couples, mais aussi quelques femmes seules. Où sont leurs conjoints? Déjà volatilisés...

La psychologue animatrice de la rencontre nous souhaite la bienvenue à cette série de cours prénataux. Certains disent prénatals, d'autres prénataux, il semblerait que les deux soient acceptés.

On nous présente une vidéo antédiluvienne tirée d'une série que diffusait Télé-Québec. Une espèce de *Passe-Partout* pour adultes où se côtoient des marionnettes géantes et des humains. Suzanne Champagne y joue le rôle de la femme enceinte et Gildor Roy, celui du papa dépassé par les événements.

Puis, c'est la conférence comme telle. Trimestre par trimestre, l'animatrice décrit les changements psychologiques chez l'homme et la femme. Elle explique que le désir sexuel augmente chez la femme au second trimestre.

Je me tourne vers Agathe.

— Dans combien de temps commence ton second trimestre ?

— Bientôt, dit-elle sèchement.

La psychologue poursuit son tour d'horizon des métamorphoses.

Par moments, je décroche et je m'interroge : ai-je tout l'attirail du parfait papa ? Aurai-je assez de sous pour faire vivre l'enfant et sa mère convenablement ? Va-t-il avoir tous ses morceaux ? Tous ses chromosomes dans les bonnes cases ? Agathe souffrira-t-elle lors de l'accouchement ? Le moment est-il vraiment opportun pour avoir un enfant ? Existe-t-il un moment meilleur que les autres ?

Les cloisons du local du CLSC sont faites d'une espèce de caoutchouc en accordéon très mince. Un autre cours se donne dans la salle contiguë. D'où je suis assis, j'entends des voix d'hommes. Lorsque je tends l'oreille, je comprends que ces voix racontent des histoires d'argent et de pensions alimentaires.

— Elle est plus riche que moé, la maudite. Elle a une maison, j'en ai pus !

— Moé, a m'a lavé ben raide ! J'ai pus une crisse de cenne qui m'adore !

S'agit-il d'une rencontre d'hommes qui ne payent pas leurs pensions alimentaires ? D'un rassemblement de Fathers-4-Justice ?

Deux salles de cours du CLSC : d'un côté, les futurs parents tout attendris ; de l'autre, des pères excédés par des unions qui ont avorté. Troublant. J'espère ne jamais me retrouver de l'autre côté de la cloison...

26 octobre

Agathe est allée de nouveau au salon funéraire pour rendre hommage au père d'une autre collègue de bureau. Trois jours auparavant, lors d'un examen de routine, le médecin de cet homme avait pourtant conclu :

— Vous pouvez continuer à jouer au tennis, mon cher monsieur. Vous allez vivre jusqu'à cent ans.

Au salon funéraire, une femme enceinte fait toujours forte impression. D'une certaine manière, c'est rassurant. Ça montre que la roue tourne. *The show must go on.*

○

Avant de se mettre au lit, ma blonde me fait des reproches :

— T'as pas parlé à mon bébé aujourd'hui !

— Je n'avais rien à lui dire.

— Ce n'est pas ce qui t'arrête d'habitude.

— De toute façon, j'ai appris dans le livre de Laurence Pernoud que le fœtus n'entend rien avant cinq mois et demi.

— Ça n'a pas d'importance. Il sent les vibrations.

27 octobre

J'en ai marre.

Pas de mon statut de futur papa. Mais des conseils qui me sont prodigués de toutes parts. Pour Agathe, c'est encore pire. Toutes celles qui ont déjà enfanté, quand ce ne sont pas les conjoints de ces dernières, se font un devoir de partager leurs expériences personnelles.

Je trouve les gens plutôt envahissants.

C'est un peu comme quand on planifie un voyage. Si par malheur on rencontre quelqu'un qui est déjà allé au même endroit, c'est foutu. La personne se sent obligée de nous servir sa litanie de conseils. Quoi voir, où dormir, où manger.

— Ne va surtout pas dans tel quartier de la ville ! Tu vas te faire voler.

Donc, les gens m'énervent avec leurs mises en garde. Mes amis ne sont pas mieux que les autres.

« Choisis d'abord un bon hôpital. »

« Fais-toi suivre par un bon médecin. Une femme autant que possible. »

« Sainte-Justine, c'est le meilleur endroit pour accoucher. »

« Une sage-femme, ça coûte de l'argent. As-tu pensé à ça ? »

« S'il y a des complications, s'il faut faire une césarienne, qu'est-ce qu'elle va faire, la sage-femme, hein ? »

Une personne m'a même demandé :

— As-tu commencé à te magasiner une garderie ?

— Une garderie ? Mais... Il n'est pas encore né.

— Les listes d'attente sont longues. Prévois un minimum d'un an pour les meilleures garderies. Tu dois réserver ta place tout de suite.

Je prends une grande inspiration et je vous crie du plus profond de mes poumons :

— VOUS ME FAITES TOUS CHIER AVEC VOS CONSEILS À LA CON !

Ah ! Que ça fait du bien.

N'empêche que je regrette déjà l'époque où personne ne le savait, où Pee-wee était notre secret à Agathe et à moi. Depuis que la nouvelle court, ce n'est plus pareil. J'ai même reçu un coup de fil d'une ancienne collègue de travail à qui je n'avais pas parlé depuis au moins deux ans.

— J'ai appris la bonne nouvelle. Félicitations !

Je me suis disputé avec un de mes amis qui me reprochait de ne pas m'occuper suffisamment de ma blonde enceinte.

— Ça commence mal...

— Mêle-toi de tes oignons, veux-tu ?

Le pire est, paraît-il, à venir. Quand l'enfant sera là, les conseils non sollicités fuseront de partout. Je sais bien que les gens ne sont pas mal intentionnés. Mais je réclame le droit d'apprendre sur le tas et de commettre mes propres erreurs.

28 octobre

Les seins de ma blonde prennent du volume. Ses mamelons sont plus foncés, plus durs.

Malheureusement, Agathe ne me laisse pas tellement profiter de la situation. Elle me bloque le chemin quand je lui caresse le bedon. Dommage.

○

Agathe entre dans le salon et décrète :

— Il fait froid.

D'autres fois, elle se trouve dans la même pièce et lance :

— J'ai chaud.

Je vérifie le thermostat. Il indique toujours la même température.

○

Les femmes enceintes, c'est un fait amplement documenté, doivent souvent uriner et leur système digestif fonctionne au ralenti. En prime, ma blonde produit des gaz hautement nauséabonds.

Quand je me lève la nuit pour aller aux toilettes, il règne dans la chambre une odeur de charnier. Porte-t-elle une usine de produits toxiques plutôt que mon enfant ?

Je viens de lire qu'une fondation néerlandaise de l'intestin et du foie milite en faveur du pet en public. On recommande de péter au moins quinze fois par jour.

Bah ! Tant que ça reste dans les vieux pays.

29 octobre

Le réveille-matin sonne. Encore couché, j'ouvre un œil pour regarder Agathe se lever et s'habiller. Elle enfile ses bas, son soutien-gorge, sa jupe. Je la trouve belle. J'espère que l'enfant va lui ressembler. Je ne m'aime pas beaucoup physiquement.

○

Il y a des bonshommes qui, par empathie pour leur femme enceinte, prennent du poids, ont la nausée, se préparent quasiment à donner du lait. Il y a même un nom pour ce phénomène : la couvade.

Je n'ai rien contre la communion d'esprit, mais il y a des limites quand même. Le bébé prend de la place dans mes pensées. Il occupe nos conversations. Mais il ne bouleverse pas ma physiologie. Dieu merci.

3e mois

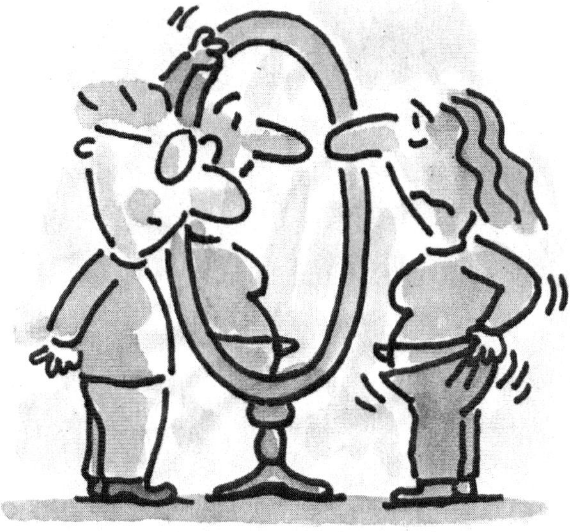

4 novembre

Je travaille beaucoup ces temps-ci et je néglige mon journal. Agathe croit que c'est parce que le petit ne m'intéresse plus.

— Tu ne lui parles plus comme au début, me reproche-t-elle. Tu ne lis plus nos livres de maternité. Fini aussi les petites attentions spéciales pour moi.

— Mais non, tu exagères.

Je suis le premier à le reconnaître. Je traverse une période d'ambivalence. Par moments, je désire l'enfant et j'aimerais qu'il soit déjà parmi nous. À d'autres moments, il me fait peur. Je crains que son arrivée ne désorganise toute ma vie. Or, ma vie, je l'aime bien telle qu'elle est. Je ne fais pas un enfant pour me répandre. Ni pour imiter mes amis. Ni parce que je tiens à ce point-là à me reconnaître dans un petit être humain. D'ailleurs, je l'ai dit plus haut, j'aimerais mieux qu'il ressemble à Agathe.

Pourquoi alors avoir un enfant? Pour ne pas passer à côté de quelque chose d'important. Pour vivre une expérience que je regretterais d'avoir manquée. Mais si l'expérience ne me plaît pas, il sera difficile de faire marche arrière. Quand tu montes dans un manège à La Ronde, tu peux avoir la trouille, tu peux même vomir un bon coup sur la tête des gens qui attendent leur tour en bas; mais une fois que c'est parti, trop tard, *man*, te voilà dans la galère.

Nous venons d'accomplir un geste irrévocable.

Quant à Agathe, après les angoisses des premières semaines durant lesquelles elle aurait souhaité que je porte l'enfant à sa place, elle est parvenue à trouver, j'aurais envie de dire, une espèce de paix intérieure. Elle chante pour le petit. Ça sonne faux, mais Pee-wee s'en fout, il ne connaît pas les pièces originales.

Selon la psychologue du cours prénatal, mes réactions sont plutôt normales. Je n'ai jamais été papa. Je ne me sens pas dans mon élément. Saurais-je le consoler, lui enfiler son pyjama, changer sa couche, lui donner le bain?

Bah! Je suppose que c'est comme pour n'importe quel autre sport. Tu développes ta dextérité à force d'entraînement.

Malgré les paroles réconfortantes de la psychologue, je me sens coupable pendant ces périodes d'ambivalence. Si le fœtus l'apprenait? S'il le sentait? Aura-t-il envie de sortir quand même?

Parlant du fœtus, Agathe est finalement allée voir sa gynécologue qui a confirmé sa grossesse, tout en émettant des doutes sur l'âge de Pee-wee.

— Tu penses être enceinte de combien de semaines ?

— Onze, je crois.

— En es-tu sûre ?

— Bien… oui. Onze semaines depuis mes dernières menstruations.

— Je te le demande parce que ton fœtus est petit au toucher, explique-t-elle. On dirait que tu es enceinte de quatre ou cinq semaines.

Dis-moi, Pee-wee, est-ce que tout va bien là-dedans ? La nourriture te plaît-elle ? Dors-tu bien ? Tu ne manques de rien, j'espère ?

7 novembre

Première vraie visite chez le médecin. Ni une gynécologue ni une obstétricienne, mais une femme médecin de famille qui pratique des accouchements depuis une douzaine d'années.

Elle a une tête sympathique et porte une vieille veste de laine rose. Elle répond à nos questions et procède à un examen gynécologique en douceur. Ce n'est pas toujours le cas, selon les dires d'Agathe.

Je me sens en confiance et je l'adopte presque spontanément.

Son diagnostic ne correspond pas à celui de la gynécologue. En palpant l'utérus, elle estime qu'Agathe est enceinte de dix ou onze semaines. Ouf !

Elle tente d'écouter le cœur du bébé. Sans succès. Le petit vlimeux s'est caché du côté droit du ventre d'Agathe. Poursuis ta vie intra-utérine, cher fœtus. Ne te dérange pas pour nous.

Cette visite a ravivé mon intérêt pour l'enfant. Je me sens comme au début d'un bon film. Et j'ai hâte d'en connaître la suite.

○

Pour une femme de vingt ans, les probabilités de donner naissance à un bébé trisomique sont de une sur deux mille. À trente-quatre ans, l'âge d'Agathe, elles sont dix fois plus élevées.

C'est tout de même incroyable de penser qu'un seul petit chromosome de trop dans la vingt et unième paire puisse causer cette maladie.

Ce genre d'anomalie peut être dépistée avec l'amniocentèse. Mais il y a des risques. Un corps étranger dans le liquide amniotique n'est jamais le bienvenu et peut provoquer une fausse couche. Les probabilités sont de une sur cent.

Agathe choisit de ne pas subir ce test.

11 novembre

Nous sommes invités à une soirée.

Évidemment, il est question de l'enfant à venir. C'est devenu le sujet de conversation de prédilection de ma blonde. Le mien aussi, même si je me fais plus discret.

Parler de bébé, c'est s'exposer à une multitude d'histoires d'accouchement toutes plus abracadabrantes les unes que les autres. Prenons celle-ci.

Une femme enceinte est hospitalisée d'urgence parce qu'elle éprouve d'intenses douleurs au ventre. Les médecins diagnostiquent une appendicite. En pratiquant l'opération, le chirurgien constate qu'il s'est gouré : l'appendice est intact. Il recoud le ventre de la patiente, mais par inadvertance, lui perfore l'utérus. Résultat : la jeune femme perd trente pour cent de son liquide amniotique. Paniqués, les médecins la gardent sous surveillance à l'hôpital jusqu'à ce qu'elle accouche, quatre semaines plus tard.

Quelle horreur !

J'avais envie de me boucher les oreilles. Celles d'Agathe aussi tant qu'à y être.

○

Selon mes lectures, notre petit ami a déjà des cordes vocales, même s'il ne sait pas encore s'en servir. C'est une bonne chose. J'aurais de la difficulté à imaginer un ventre de femme enceinte qui ferait du bruit. Un enfant même pas encore né qui tiendrait ses parents éveillés la nuit. La nature n'est pas si mal faite que ça, après tout.

13 novembre

Depuis quelques jours, Agathe regarde les murs de la maison d'un air pensif. «Danger! Danger! Danger!» dirait le tas de ferraille de la vieille série télévisée *Perdus dans l'espace*. Gros travaux de peinture en perspective.

— On devrait repeindre la cuisine et la salle de bains avant que le petit vienne au monde.

Je le savais. Je m'objecte du mieux que je peux au projet.

— Les vapeurs de peinture, c'est très mauvais pour les femmes enceintes.

— Pas si c'est toi qui peins.

Je prends ma mine renfrognée.

— Hors de question.

— On va engager quelqu'un alors.

— Je suis contre. Au mois de novembre, ce n'est plus le temps de peindre. On ne peut plus aérer les pièces et ce serait néfaste pour le fœtus.

Une amie m'avait prévenu. La réaction d'Agathe s'appelle l'instinct de nidification chez la femme enceinte. Attention. C'est très puissant.

○

Je poursuis mes lectures sur la grossesse.

Incroyable tout ce qui est contre-indiqué pour une femme enceinte. Évidemment, pas de drogue, pas de tabac. Pas d'alcool à cause du syndrome d'alcoolisation fœtale. Jusque-là, ça va. Peu de café, chocolat et pas de boissons énergisantes à cause de la caféine. Pas d'aspartame, donc pas de produits diététiques. Pas de vins désalcoolisés. Trop chimiques. Peu de poisson à cause du mercure. Pas d'aspirines, car elles augmentent les risques de jaunisse. Pas de chats à cause du toxoplasme, ce parasite caché dans le caca des minous et qui a la faculté de traverser le placenta pour causer des malformations au fœtus. Pas de viande crue pour les mêmes raisons. Pas de fromage au lait cru, de charcuterie et de fruits de mer à cause de la listériose. Pas de beurre d'arachide pour diminuer les risques d'allergie alimentaire chez l'enfant. Pas de bain tourbillon, pas de salon de bronzage, pas de radiographie, pas trop de temps devant l'écran cathodique, pas d'électrolyse – on en ignore les effets. Attention de bien laver les légumes pour éliminer toute trace d'herbicide. Attention aussi aux émanations de peinture, de teinture et de parfums forts.

« Pas de, attention aux... » Chaque jour, un nouvel interdit. Agathe a même lu quelque part qu'il fallait éviter de trop boire de tisanes.

Dans *Bientôt maman*, un de nos livres de chevet, l'approche est nettement plus libérale et permissive : on permet à la femme enceinte de faire du vélo de montagne, du tennis, du jogging. On recommande toutefois de réduire la pratique de sports dangereux comme l'escalade, la plongée sous-marine, le surf, l'équitation et le parachutisme. Je n'invente rien, c'est écrit noir sur blanc.

17 novembre

Huit heures trente le matin. Agathe a pris rendez-vous chez une sage-femme qui a pignon sur rue dans un appartement du quartier Côte-des-Neiges.

Nous sonnons. Pas de réponse.

— Es-tu sûre que c'est ici?

— C'est bien l'adresse qu'elle m'a donnée, répond Agathe en vérifiant son gribouillage sur un papier.

J'examine la porte de l'appartement.

Il y a quelques années, je me souviens d'avoir acheté une petite quantité de mari dans le quartier. C'était sur la rue Victoria si mes souvenirs sont exacts. On montait un escalier, l'appartement était facile à localiser, c'était celui sans poignée de porte. Il suffisait de glisser l'argent dans le trou et d'attendre. Quelques instants plus tard, on obtenait un petit sac de plastique par le même orifice.

« Cet endroit pourrait tout aussi bien être une piquerie », me suis-je dit.

Rien n'indique qu'il s'agit d'un bureau de sage-femme. Pas d'enseigne. Pas même une petite plaque sur la porte pour nous dire où nous sommes.

Nous sonnons de nouveau. Toujours pas de réponse.

— C'est broche à foin en maudit, si tu veux mon avis.

— Tais-toi, grognon!

Finalement, une voiture remonte la rue à vive allure et s'immobilise devant l'immeuble. Un petit bout de femme sort du véhicule et nous fait signe d'approcher.

— Excusez-moi pour le retard! J'avais oublié le rendez-vous.

— En retard à la première rencontre? Ça ne commence pas bien…

Agathe roule vers moi des yeux méchants. Elle n'aime pas que je dise trop crûment ma façon de penser.

Mal à l'aise, la jeune femme s'excuse une seconde fois. Je la rassure:

— Ça va, ça va. Maintenant que j'ai évacué ma frustration, je me sens mieux.

Annie, la sage-femme, nous invite à la suivre dans sa salle d'examen, une pièce surchauffée et meublée d'une causeuse en rotin, d'une chaise et d'un petit lit. Le couvre-pied me paraît d'une propreté douteuse.

— Ne vous méprenez pas. Personne n'habite ici, dit Annie. Le lit, c'est pour les examens gynécologiques.

Cette précision est-elle censée nous rassurer?

La rencontre débute. D'abord, Annie écoute ce qu'Agathe lui raconte, puis elle enchaîne avec son baratin. Les hôpitaux sont comme ci, les obstétriciens sont comme ça. À tel endroit, les médecins donnent des cours de gynécologie aux internes pendant l'accouchement. Ailleurs, on ne tolère pas les sages-femmes.

Ce récit des gros méchants hôpitaux maltraitant les pauvres sages-femmes m'ennuie considérablement.

Après une heure et quart de ce régime, je suis étourdi. On suffoque dans cette pièce.

J'aurais dû manger une toast de plus au déjeuner. Tout le monde sait pourtant que c'est une mauvaise idée de rencontrer une sage-femme le ventre vide.

J'imagine les pires scénarios.

Et si la chicane éclatait à l'hôpital entre la sage-femme et le médecin le jour de l'accouchement ? Si tous les gens qui nous entourent ne s'entendaient pas sur les soins à donner à ma compagne ?

J'écoute parler Annie et je m'interroge de plus en plus sur la pertinence de ses services.

J'étouffe ici. J'ai tout à coup une insoutenable envie de fuir, mais je ne veux pas contrarier Agathe.

Contre toute attente, la rencontre se termine enfin.

— On va vous rappeler pour vous communiquer notre décision, conclut Agathe.

— Excusez-moi encore pour le retard…

— C'est tout oublié, dis-je avec un sourire forcé.

Dehors, j'entreprends de dissuader ma blonde.

— Si tu choisis cette fille-là, tu passeras ton temps à te faire examiner. Quand ce ne sera pas par ton médecin, ce sera par elle. T'imagines-tu, à la fin de la grossesse, te taper deux rendez-vous par semaine ici en métro quand ton ventre sera gros comme une tente-roulotte ? Et ce n'est pas à la porte, non plus.

— Ménage ta salive, mon homme. On va se trouver une accompagnatrice à la place.

Ouf... Je suis rassuré. Elle ajoute :

— Je ne me voyais pas en train de me faire palper le derrière dans un lit dont les draps n'ont pas été changés depuis je ne sais trop combien de semaines.

— Tu es moins granole que je le pensais.

— Surtout quand il est question de mes fesses !

Je respire mieux.

N'empêche que cette expédition m'a fait prendre conscience qu'il existe une véritable industrie de la natalité au Québec. Les cours prénatals, les sages-femmes, les accompagnatrices, les livres, les cours de natation et de yoga-maternité, les massages prénatals, les vitamines naturelles, les échographies en 3D... Y'a de quoi devenir gaga. Y'a de quoi se ruiner avant même que l'enfant ne mette le bout du nez dehors.

18 novembre

J'ai du travail par-dessus la tête. Je prends au sérieux mon rôle de pourvoyeur. J'accepte tout ce que l'on me propose.

Par moments, je me sens épuisé, las, j'ai le goût de rien faire, je n'ai plus d'énergie pour mes cours de conditionnement physique. Je sens que je vais devenir pépère avant même d'être père.

19 novembre

Agathe commence à se sentir serrée dans ses vêtements. Elle est maintenant enceinte de treize semaines.

Quand elle est trop longtemps assise, au cinéma par exemple, elle déboutonne sa braguette.

20 novembre

Nous faisons une promenade de quartier avec mon ami Andy, Véronique et leur rejeton de sept mois, Jérémie. Je prends l'enfant dans mes bras. Il ne pleure pas. Le métier commence sans doute à rentrer.

23 novembre

Nous visitons une accompagnatrice.

Une petite plaque dorée à sa porte indique qu'il s'agit bien d'un centre de consultation en maternité. C'est déjà pas mal.

Sans chercher à enlever tout mérite à la sage-femme que nous avons rencontrée la semaine dernière (ces bonnes femmes-là se connaissent toutes, c'est un petit monde), l'ex-infirmière recyclée en conseillère en maternité nous explique sa façon de travailler :

— À l'hôpital, je ne cherche pas la confrontation avec les infirmières et le personnel médical. Depuis le temps que je fais ce métier, je sais m'adapter. Il m'est même déjà arrivé de me faire passer pour la sœur ou l'amie de celle qui accouche.

— Une amie qui se ferait payer.

— Si on veut.

Son gros bon sens et son langage coloré me plaisent. Je sens que nous allons bien nous entendre. Fine psychologue, elle rit de mes blagues. Décidément, cette femme a beaucoup de jugement ! Notre magasinage s'arrêtera ici.

Agathe et l'accompagnatrice discutent de Frédérick Leboyer, l'auteur de *Pour une naissance sans violence*, un livre qui a suscité une petite révolution dans le monde de l'obstétrique au milieu des années soixante-dix. Depuis Leboyer, on ne tape plus dans le dos du bébé en le tenant par les pieds à la naissance. On a diminué l'intensité lumineuse des salles d'accouchement. On ne se précipite plus pour peser le nouveau-né, tout nu, sur la balance métallique glacée.

— Ceci dit, dans tous les départements d'obstétrique du Québec, je serais bien surprise que même un obstétricien sur cinquante ait déjà lu ce livre-là. S'il y a des choses importantes pour toi, dit-elle en s'adressant à Agathe, que ce soit d'attendre pour couper le cordon ou de garder ton bébé sur ton ventre le plus longtemps possible, il va falloir que tu le demandes le jour de l'accouchement. Ou que ton chum s'en occupe si tu souffres trop.

On raconte que certaines femmes se pointent à l'hôpital avec leur plan de naissance à la main. J'imagine que les infirmières doivent les observer avec un sourire en coin, l'air de dire :

— Tu verras bien, mignonne. Quand tu seras à huit centimètres de dilatation du col, ton beau plan va prendre le bord.

○

Le ventre d'Agathe commence à pousser vers le haut. Son nombril s'étire et se tend. Va-t-il se fendre ?

24 novembre

Ma blonde s'est rendue à l'hôpital pour des prises de sang de routine.

Après avoir déambulé plusieurs minutes dans les corridors, elle finit par repérer le bon endroit : *Centre de prélèvements*.

Trois bonnes femmes placotent derrière le comptoir. Aucune ne fait le moindre geste pour s'enquérir de ce que veut Agathe.

Après quelques secondes, ma blonde s'éclaircit la voix :

— Hum, hum…

L'une des réceptionnistes, sans daigner la regarder, tend paresseusement le bras.

Veut-elle le papier du médecin ? La carte d'assurance maladie d'Agathe ? Sa carte d'hôpital ? Décidément, l'approche clientèle n'est pas tout à fait au point dans cet établissement.

26 novembre

Agathe, qui n'achète presque jamais de disques, s'est procuré de la musique de Vivaldi et de Mozart.

— Vivaldi, c'est la musique préférée des fœtus, proclame-t-elle.

— C'est parce qu'ils ne connaissent pas encore le blues et Muddy Waters. De toute façon, on raconte qu'une femme enceinte qui expose son fœtus à trop de musique risque de causer des problèmes d'otite à son bébé…

— Et voilà un autre plaisir défendu…

30 novembre

Quinzième semaine de grossesse. Agathe trouve que son ventre prend du volume. Qu'elle engraisse des fesses.

— J'ai l'impression que ça va être une fille.

Je ne vois pas le rapport.

À quinze semaines, le fœtus découvre combien il est réconfortant de sucer son pouce. Il dort quatre-vingts pour cent du temps. Il bouffe le sang et la vie de sa mère. Petit vampire, va.

○

Deuxième cours prénatal au CLSC.

On présente une vidéo sur l'évolution du fœtus, des premières divisions cellulaires jusqu'à ce que l'enfant soit prêt à sortir. Comment diable font-ils pour filmer l'intérieur du ventre de la mère? C'est plus prenant encore que *Le voyage fantastique*, un film qui m'avait fait forte impression quand j'étais jeune.

Les cours du CLSC sont conçus pour faire participer les gens, pour les inciter à partager leurs expériences.

— Moi, je ne prends pas assez de poids, dit l'une.

— Moi, je suis toujours essoufflée et ma vue baisse.

— Moi, figurez-vous que j'ai mal à la vessie sans bon sens.

Ainsi de suite.

Je me penche vers Agathe:

— À quelle heure se termine le cours?

4e mois

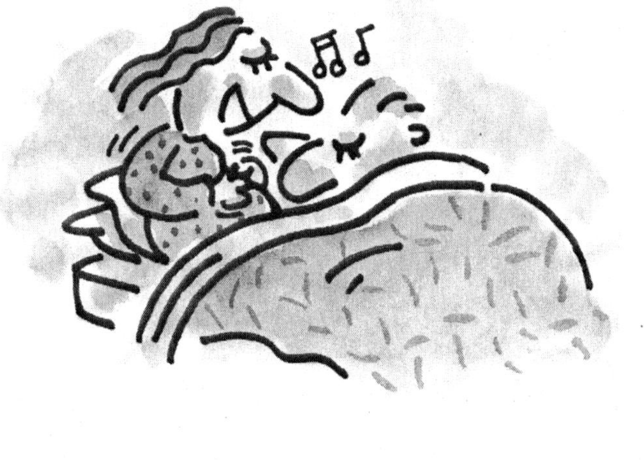

3 décembre

Je vais devenir père. Je dois réfléchir à ma succession.

Après en avoir brièvement discuté au téléphone avec mon comptable, j'ai rédigé, en deux phrases stéréotypées, mon testament.

J'ai signé le document que j'ai rangé dans un tiroir de mon bureau. Celui que je n'ouvre presque jamais et qui est rempli de littérature édifiante : police d'assurance invalidité, acte d'achat de ma propriété, convention de copropriété, etc.

4 décembre

Isabelle nous rend visite accompagnée de son fils Léonard, âgé de huit mois.

Je laisse les deux sœurs se raconter leurs peurs tandis que je lis tranquillement au salon, en tendant l'oreille de temps à autre.

Agathe m'appelle :

— Viens voir, Rog, ce que Léonard a fait !

Bon. Je me doute évidemment qu'il s'agit d'un caca, mais je veux bien faire un effort et tenter de manifester un brin d'intérêt pour la chose.

Lorsque j'entre dans la salle à manger, l'odeur me prend à la gorge.

— Mais... mais c'est écœurant puer de même !

— Ça ne sent pas toujours aussi mauvais, me rassure Isabelle. Aujourd'hui, Léonard nous a fait un beau caca trois couleurs.

Vert, brun, jaune. Le drapeau de quel pays ?

Il en a jusque sur le pénis. Et il rit en plus.

— Ton fils n'a aucun odorat.

Même Agathe, d'ordinaire bien moins dédaigneuse que moi, retient le bébé sur le dos du bout des doigts en se pinçant le nez alors que sa sœur cherche une débarbouillette dans la salle de bains.

Je lui crie :

— Prends-en une qui est déjà sale...

Auparavant, le bébé a mangé un biscuit. Ce n'est pas si compliqué, il me semble. Pourtant, il a trouvé le moyen de répandre des miettes partout : sur lui, sur la table, sur le plancher, sur le mur, sur les vêtements de sa mère.

Va-t-il falloir passer l'aspirateur dans toute la maison chaque fois que notre enfant mangera un biscuit ? Ou encore acheter des biscuits qui ne s'émiettent pas? J'espère que quelqu'un y a pensé. Il y a sûrement une fortune à faire avec cette idée-là.

6 décembre

Agathe est étendue sur le divan du salon, un livre de maternité entre les mains. Elle ne lit rien d'autre depuis qu'elle est enceinte.

— Écoute ça! Si je mange un hot-dog par semaine, mon bébé risque d'avoir des malformations au cerveau.

— La belle affaire! Je te le répète: tu lis trop de livres de maternité. Et puis, veux-tu bien me dire pourquoi ce serait si dommageable?

— À cause de l'acide nitrique dans les saucisses. Évidemment, si les saucisses sont au tofu, c'est différent.

Je lève les yeux au ciel.

— Si c'était le cas, la totalité de la population des États-Unis souffrirait de malformations au cerveau.

Agathe me regarde, comme si elle venait d'avoir une grande révélation.

— C'est donc ça!

7 décembre

Je me suis levé avec un horrible mal de bloc, traînant misérablement mes pieds jusqu'à la salle de bains. Je me regarde dans la glace. Pas beau à voir.

Pourtant, j'ai presque dormi dix heures la nuit dernière. Ça n'a pas empêché le virus de la grippe d'installer ses quartiers généraux dans mon corps, de louer tout l'espace disponible dans ma tête.

Dans quel état serais-je s'il avait fallu que je me lève deux ou trois fois pendant la nuit pour m'occuper du petit ? Je préfère ne pas y penser.

8 décembre

Je regarde Agathe sortir du bain. Elle s'essuie. Je lui dis :

— Tu me fais penser aux femmes de Rubens avec leur gros ventre et leurs seins dodus.

— Tu es injuste. Les femmes de Rubens sont bien plus grosses que moi.

11 décembre

Dimanche matin. Nous traînons au lit. Il faut bien en profiter. Dans six mois, ce ne sera plus possible. Plus jamais, si j'en crois mes amis qui ont des enfants.

Lorsque je décide enfin de me lever, Agathe me demande avec une candeur désarmante :

— Je voudrais qu'on parle de l'éducation que nous allons donner à notre enfant.

— Oh boy ! Je te trouve pas mal sérieuse pour un dimanche matin. Bon, si tu y tiens. De quoi veux-tu discuter ?

— J'ai peur qu'on ne s'entende pas sur son éducation.

— Quel genre d'éducation ?

— Son éducation religieuse, par exemple. Est-ce que nous allons faire baptiser notre enfant ?

— La discussion risque d'être courte parce que je ne pense pas que Pee-wee ait besoin d'une religion pour se débrouiller dans la vie. Ce sera peut-être même plus facile s'il n'en a pas… Rappelle-toi ce que disait ce bon vieux Karl Marx : « La religion, c'est l'opium du peuple. » Tu ne voudrais tout de même pas faire de ton enfant un drogué.

— Je ne suis pas d'accord avec toi. Quand j'étais petite, la religion m'a permis de répondre à des questions.

— Des questions sur quoi ?

— Eh bien, sur Dieu, sur la vie, sur la mort…

— Je ne vois pas le problème. Toi et moi, nous partageons les mêmes valeurs fondamentales. Ce sont ces valeurs que nous allons lui transmettre. Je vais dire à mon enfant : « Écoute, mon petit Pee-wee, tu n'as pas le droit d'assassiner ton voisin parce qu'il n'est pas de ton avis. Tu dois aider ceux qui sont plus démunis que toi. Tu dois faire ta place dans la vie en emmerdant le moins possible ton prochain. » La religion n'a rien à faire là-dedans. De toute façon, on aura tout le temps voulu pour se chicaner sur l'éducation du petit. La priorité, pour l'instant, c'est qu'il vienne au monde.

— Tu es vraiment borné quand tu veux.

Je lui laisse temporairement le dernier mot et je vais prendre ma douche. Lorsque je retourne dans la chambre, Agathe n'a pas bougé. Par la fenêtre, elle regarde d'un air absent la neige qui s'est accumulée pendant la nuit sur la galerie.

Agathe reprend le dialogue.

— Et qu'est-ce que tu feras quand il te posera des questions sur la mort, sur Jésus, sur Dieu?

— Je l'enverrai à sa mère. Elle connaît les réponses, elle. Et je continuerai d'écouter le match de football à la télé. Bon, qu'est-ce qu'on mange pour déjeuner? Ça me donne une faim de loup de parler du bon Dieu comme ça.

13 décembre

Les gens me demandent des nouvelles de Muddy.

Au début, pour blaguer, je disais que j'allais appeler mon enfant Muddy Waters Junior, en hommage à celui qui fut, selon moi, l'un des plus grands guitaristes de l'histoire du blues. Ça lui est resté. Toutefois, maintenant qu'il est en gestation, j'ai jeté mon dévolu sur de vrais noms. Agathe a trouvé les prénoms de fille: Jeanne si elle est blonde, Margot si elle a les cheveux foncés. Si c'est un garçon, il s'appellera Médéric. Comme mon grand-père paternel.

15 décembre

Ma blonde a rendez-vous chez son médecin ce matin.

En revenant de dîner, je lui téléphone :

— Comment ça a été ?

Au lieu de répondre à ma question, elle commence à pleurer, incapable de prononcer un mot.

— Qu'est-ce qu'il y a, Agathe ? Pourquoi tu pleures ? Est-ce que c'est à cause... du bébé ?

Toujours pas de réponse. Seulement des sanglots.

— Agathe ! Est-ce que l'enfant va bien ?

— Je vais te rappeler, finit-elle par dire.

— Non ! Ne raccroche pas !

Après un silence, elle réussit à formuler une phrase :

— Le bébé va bien, oui.

Je pousse un soupir de soulagement.

— Qu'est-ce qui ne va pas alors ?

— Je suis très sensible ces temps-ci.

— Je sais.

— Alors, je me suis fait rudoyer par la réceptionniste de l'Hôpital Saint-Luc quand j'ai voulu prendre rendez-vous pour l'échographie. Moi, j'étais tout heureuse et elle me déballait ses explications à toute vitesse. Elle... elle me criait après ! « Comment ça se fait que vous ne savez pas combien ça fait de semaines que vous êtes enceinte ? Comment ça se fait que vous n'avez pas encore votre carte d'hôpital ? » J'avais un motton dans la gorge et je n'ai pas été capable de l'envoyer manger un char de marde!

C'est le genre d'histoire qui me met hors de moi.

Tu devrais te considérer comme bien chanceuse d'avoir encore une job, chère réceptionniste! Avec l'entregent que tu as, il n'y a que le gouvernement qui soit assez bête pour t'embaucher. Mais tu ne perds rien pour attendre. Les compressions s'en viennent, chose. Quand je te verrai brandir ta pancarte devant les caméras de la télé en criant: «So-so-so-solidarité» parce que ton poste aura été coupé, ne compte pas sur moi pour m'apitoyer sur ton sort, ma vieille.

J'ai envie de porter plainte, d'écrire à son patron. Mais à quoi bon s'insurger contre la bêtise humaine. Je n'aurai jamais assez d'une vie pour mener ce combat à terme. Et cette matrone pourrait toujours utiliser la parcelle de pouvoir qu'elle détient pour nous mettre des bâtons dans les roues. Pour omettre d'inscrire un rendez-vous, par exemple. Agathe se pointerait à l'hôpital. Quelqu'un consulterait les registres pour lui répondre platement:

— Madame Moquin? Désolé. On n'a jamais entendu parler de vous ici.

16 décembre

Agathe commence à sentir bouger le bébé contre les parois de son ventre. Ça ressemble à une plume ou à des bulles d'air.

— Il est en forme, fait Agathe en mimant des gestes de bébé. On dirait qu'il joue de la batterie. Il bardasse beaucoup la nuit.

Ça augure bien.

Ma blonde reste de longs moments éveillée, la main sur son nombril, pour suivre les mouvements de l'enfant. Elle lui murmure des mots doux, lui chante des chansons.

Jusqu'ici, il demeurait quelque chose d'assez théorique. Il l'est toujours pour moi. Agathe, elle, sait qu'il est là. Elle s'inquiète quand elle ne le sent plus bouger. Lentement, elle développe son âme de maman.

À dix-huit semaines, il mesure maintenant une vingtaine de centimètres. Il est à peu près de la taille d'un épi de blé d'Inde. Pardonne-moi, Pee-wee, pour la comparaison un peu boiteuse.

18 décembre

Toutes les semaines, chez le boucher, Agathe achète du foie de veau.

— C'est bon, le foie de veau, mais on pourrait varier un peu, non?

Elle ne me répond pas.

De retour à la maison, je consulte des livres de recettes dans l'espoir d'apprendre de nouvelles façons de l'apprêter.

Ce soir, foie de veau à la romano. Sans fromage romano toutefois. On n'en a pas. Puis c'est un fromage de lait cru. Ne reconnaît-on pas les grands chefs à leur esprit d'improvisation ?

20 décembre

Selon Agathe, les équipements échographiques sont à présent très perfectionnés.

— On dit qu'ils peuvent estimer combien le bébé pèsera à la naissance.

— Oui, mais est-ce qu'ils sont en mesure de prévoir quelle note il aura en mathématiques en quatrième année ?

22 décembre

Éric Fournier m'annonce qu'il est maintenant papa d'une petite fille de sept livres.

Je le félicite. Dans quelques mois, ce sera mon tour de téléphoner aux gens pour leur raconter en détail l'accouchement.

À la suite de cet appel, je sens davantage l'échéance qui approche. Dans quelques jours, nous serons dans la nouvelle année. Puis, l'hiver finira, ce sera le mois de mai, Agathe sera grosse comme une planète et Muddy Waters Junior fera son apparition au moment où les lilas seront en fleur.

23 décembre

Le temps des Fêtes : les humains sont décidément encore plus idiots qu'à l'accoutumée. Dans la rue, on se fait bousculer par des gens portant des paquets. Les automobilistes se conduisent comme des Ostrogoths, la main crispée en permanence sur le klaxon. Ils foncent sur les piétons.

Aujourd'hui, Agathe a failli se faire renverser par un chauffard.

— Mon bébé a dû faire quelques pirouettes dans mon ventre.

— Il sera prêt pour auditionner au Cirque du Soleil.

○

Manchettes au téléjournal ce soir : le premier ministre et son épouse distribuent des paniers de Noël aux pauvres. Quel spectacle émouvant ! Et tellement sincère en plus ! Pas le moindrement arrangé avec le gars des vues. Vraiment du grand reportage ! Ça ne trompe pas. Quand les bulletins de nouvelles deviennent aussi minces, c'est qu'on approche des Fêtes.

Agathe n'aime pas que je critique nos artisans de la télé. Elle trouve mon comportement puéril et gratuit. Elle feuillette nonchalamment son *Elle*

Québec en faisant la sourde oreille. Quand elle en a assez, elle m'ordonne de me taire. J'obéis en rouspétant qu'elle me prive du seul droit qu'il me reste : celui de maugréer contre le lot d'imbéciles qui peuplent la planète. Il faut bien faire un effort pour sauvegarder l'harmonie du ménage.

○

Drapée dans son grand manteau, ma copine peut encore cacher sa grossesse. Il faut un œil très averti pour la deviner. Cet après-midi, dans un magasin d'aliments naturels, une employée lui demande :

— Seriez-vous enceinte par hasard, madame ?

Une chance qu'elle l'est. Sinon, qu'aurait-elle répondu à l'employée ?

— Non, je suis juste grosse ! Ce sont des choses qui arrivent, vous savez, même quand on mange bio.

24 décembre

Jusqu'ici, je n'avais rien senti.

Dans le calme du matin, j'ai laissé ma main assez longtemps sur le ventre d'Agathe en exerçant une légère pression des doigts.

Puis, à deux ou trois reprises, j'ai perçu quelque chose. Était-ce un pied ou une main ? S'est-il retourné ? Difficile à dire.

IL EXISTE.

Agathe vient de terminer sa dix-neuvième semaine de grossesse.

○

Réveillon chez une belle-sœur, à Saint-Lambert. Le père Noël est là en personne. Il a même pensé à Pee-wee. Agathe déballe le cadeau destiné au petit. Une bavette. Et signée, s'il vous plaît. Côté mode, il tient déjà de sa mère, amatrice de vestons chers et griffés.

Sept enfants sont de la fête. Les deux plus jeunes sont âgés de neuf mois, Léonard et Thomas. Ils mangent et régurgitent à tour de rôle. Ça pue. Pour l'instant, je me contente de signaler les incidents aux parents. Je dis à Agathe :

— L'an prochain, c'est nous qui ramasserons le vomi.

— Ouache !

Je regarde les enfants déballer leurs cadeaux. Ma nièce Mathilde a reçu une poupée : une Barbie enceinte. Son ventre éjectable (elle accouche par césarienne) contient deux bébés : un garçon et une fille. Je me demande combien de millions a dû investir la compagnie Mattel en recherche et développement pour mettre au point ce gadget. Quelle indispensable innovation technologique ! Que c'est beau et grandiose, le progrès !

30 décembre

Agathe a accepté de s'occuper de Maurice, le chat de Monique, son ex-colocataire, pendant que celle-ci se fait dorer la couenne en Martinique.

À cause de la toxoplasmose, j'hérite de la tâche gratifiante de changer la litière du chat. Merde!

○

Nous allons voir le bébé d'Éric, la petite Catherine née la semaine dernière.

Il y a déjà de la visite chez mon ami. Un couple que je connais. La jeune femme, Marie-Josée, attend aussi un enfant. Elle est un peu plus avancée qu'Agathe.

Éric me propose de prendre sa fille tandis qu'il prépare un biberon. Je la tiens maladroitement et elle rechigne. Je déclare, sur un ton d'expert en la matière:

— Elle a sûrement faim.

J'ai peur de la laisser tomber ou de lui écraser la tête. Je me sens incompétent. La petite, qui se demande ce qu'elle fait dans ces bras inconnus, enfouit son nez dans son pyjama. «Voilà au moins une odeur familière», semble-t-elle penser.

Puis, les parents lavent l'enfant. Il y a même une expression pour décrire cette tâche: la toilette du chat. Le bébé n'apprécie guère l'opération.

À vrai dire, je suis plutôt impressionné par l'assurance et le doigté d'Éric.

— Tout s'apprend, mon Rog.

On passe le reste de la soirée à parler de grossesse et du prix des couches. Vaut-il vraiment la peine d'acheter les couches en conteneur chez Costco? Pour sauver la planète, doit-on opter pour les couches faites de coton ou, encore mieux, de bambou?

Et bien sûr, nous abordons la plus fondamentale de toutes les questions: quel est le meilleur modèle de mouche-bébé électrique disponible sur le marché?

Quand elle est entrée à l'hôpital pour accoucher, Carole, la femme d'Éric, a compris ce que signifiait être prise en charge par la grosse machine médicale de Sainte-Justine.

Allez, ma vieille! Un moniteur pour suivre le rythme cardiaque du bébé, un autre pour mesurer l'intensité et la fréquence des contractions, un tube de soluté dans le bras, l'aiguille de la péridurale dans le bas de ton dos, un masque à oxygène…

Le père de Carole, arrivé en catastrophe à l'hôpital, a cru qu'elle venait de subir un grave accident.

— Tout va bien, monsieur. Ne vous inquiétez pas. Votre fille est en de bonnes mains.

Où ça, les mains?

— Le plus drôle, commente Éric, c'est quand le résident passe dans la salle d'accouchement. Il a les yeux rivés sur les moniteurs. Il ne regarde même pas ta femme.

Pas mal humain comme approche.

Éric poursuit son récit de l'accouchement. Il mime le moment où il expliquait à sa blonde comment pousser.

— Fais comme ils ont dit dans les cours. Pousse, mon amour. Vas-y ! Pousse !

L'infirmière n'a pas pu résister et lui a lancé :

— Si vous continuez à forcer comme ça, mon petit monsieur, vous allez vous donner des hémorroïdes !

Enfin, l'accouchement a connu son moment de boucherie. Éric raconte :

— Quand la tête du bébé a commencé à s'engager, ils voulaient couper le périnée, mais le médecin est arrivé trop tard et le muscle s'est déchiré. Le sang pissait partout ! C'était écœurant.

À ce stade du récit, les deux filles enceintes deviennent livides pendant que nous, les gars, grimaçons de douleur.

Seule Carole, la principale intéressée, ne bronche pas.

— Je n'ai rien senti. J'étais gelée.

Puis, la maman bâille. Une façon comme une autre de nous signaler que le temps est venu de partir.

On se souhaite bonne année par-ci, bonne chance avec les bébés par-là.

En revenant chez nous, je mets beaucoup de temps à m'endormir. Rencontrer de nouveaux parents n'est peut-être pas l'activité la moins stressante qui soit quand on est soi-même un futur papa.

Pourquoi suis-je incapable de m'assoupir ? Est-ce l'angoisse de l'imminente paternité ? Ou bien l'effet excitant de la mousse au chocolat de Carole ?

J'ai la trouille et j'ai hâte en même temps. Mes idées noires sont amplifiées par les effets pervers de la nuit.

Je m'étends dans un bain chaud pour me calmer.

31 décembre

C'est le moment de prendre des résolutions.

J'adopte les mêmes que l'an dernier ou que l'année d'avant : devenir un meilleur être humain. Un homme plus tolérant.

C'est curieux, jamais il ne se trouve quelqu'un pour me dire : « Toi ? Devenir plus tolérant ? Ben voyons donc ! Tu n'as pas besoin de ça ! Tu es un modèle pour nous tous. »

Je prends également la résolution de moins regarder la télévision.

Parfois, il me vient une envie destructrice. J'aimerais ouvrir ma fenêtre et balancer ma télé du troisième étage. BANG ! sur le trottoir. Il me semble que cet exercice physique libérateur me ferait le plus grand bien.

Quelles étaient mes résolutions déjà ? Ah oui, devenir un meilleur être humain. Plus tolérant. Plus patient. Hum…

Bon, ça va, il est probable que j'aie besoin d'un peu plus de douze mois pour y arriver.

Avec toutes ces digressions, je m'éloigne de mon sujet. Le bébé.

5e mois

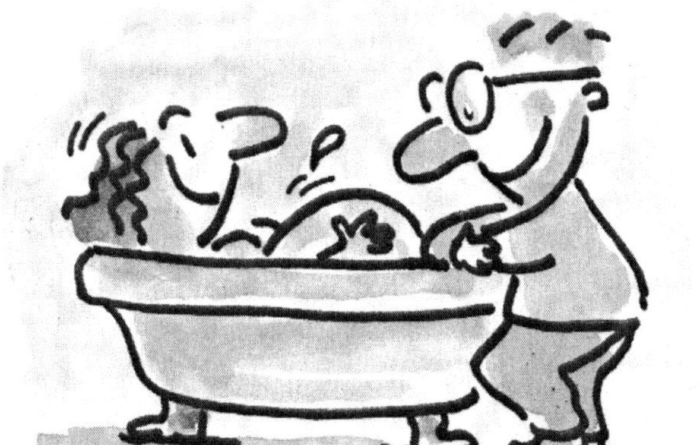

5 janvier

On se couche de bonne heure.

Après quelques minutes de calme, j'entends Agathe soupirer :

— Oui... oui... oui ! OUI !

Est-elle en train de se masturber à mes côtés ? Suis-je devenu à ce point paresseux dans l'exécution de mon devoir conjugal ?

Non. Elle réagit simplement aux mouvements de Pee-wee.

— Il donne des coups très forts ce soir. Il est en forme.

6 janvier

Lu dans *La Presse* ce matin : « Une jeune fille accouche dans la salle de bains et jette son bébé par la fenêtre. »

Une voisine a trouvé l'enfant, tout nu et tremblant de froid, dans la cour de l'immeuble. Heureusement, c'est arrivé aux États-Unis, quelque part en Illinois, loin de chez nous.

N'aurait-il pas été préférable que la jeune fille se fasse avorter ? Évidemment, son histoire n'aurait pas fait la manchette. Mais cela aurait été moins cruel, non ?

La seule chose qui me console, c'est d'apprendre que le bébé a survécu à sa chute. Avec une sévère commotion cérébrale, il est vrai. Ces créatures ne sont peut-être pas aussi fragiles que je le pense.

7 janvier

Cher Muddy Waters Junior,

Au fait, es-tu un Muddy ou une Muddette ? Nous le saurons bientôt, dans deux jours, lors de l'échographie. J'ai hâte et, en même temps, cela me tracasse.

Lorsque la technicienne promènera la sonde métallique sur la peau d'Agathe et qu'elle froncera le sourcil, je sais que cela m'inquiétera.

Je demanderai :

— Quelque chose ne va pas ?

Elle continuera de scruter son moniteur sans prêter attention à ma question.

En attendant, ta mère réfléchit à la manière dont elle aménagera ta chambre. Je suis nul pour ce genre de choses.

8 janvier

En fin de semaine, nous avons vu deux films et assisté à un spectacle. Rien de fameux, mais c'est sans importance. Ce qui compte, c'est de pouvoir encore le faire. Nous profiterons au maximum de nos derniers mois de couple sans enfant.

9 janvier

Agathe boit de l'eau minérale à même la bouteille dans le taxi qui nous mène à l'Hôpital Saint-Luc. Vingt-cinq onces au total.

Sur place, nous suivons les indications pour nous rendre au département de radiologie. J'ose espérer que l'on n'a jamais décerné de médaille au concepteur de la signalisation ici. Quel incroyable dédale de couloirs qui semblent ne mener nulle part. Un peu par hasard et à force de tourner en rond, nous finissons par dénicher l'endroit.

La salle d'attente est pleine, tout comme la vessie de ma blonde.

Nous trouvons deux sièges libres. Je lis mon roman de Truman Capote, une brique de cinq cents pages au cas où l'attente se prolongerait jusqu'à l'accouchement, prévu dans cinq mois.

Une femme enceinte, son conjoint et leurs quatre enfants s'installent devant nous. Ils occupent tout un pan de mur. Elle attend donc son cinquième enfant!

Je me demande ce que le père peut bien faire dans la vie pour nourrir toute cette marmaille. Épicier?

Enfin, avec quarante-cinq minutes de retard, on appelle Agathe au micro. Parlez-en à n'importe quelle femme. Trois quarts d'heure avec la vessie pleine, c'est une torture.

Nous entrons dans la petite pièce sombre. Devant ses appareils, la technicienne nous salue, tandis qu'Agathe s'étend sur la table.

— Voulez-vous savoir le sexe?

— Oui, répond ma compagne.

— Avez-vous une préférence?

— Du moment que le bébé n'est pas hermaphrodite, je vais être content, dis-je.

La jeune femme enduit le ventre d'Agathe de gel et commence l'examen en y faisant glisser la sonde.

— Vous avez un bébé qui bouge beaucoup, fait remarquer la technicienne sur un ton amusé. Comme un poisson dans l'eau.

— Est-ce que ça annonce de l'hyperactivité pour l'avenir? demande Agathe, un brin inquiète.

— Pas nécessairement.

Bon, allons à l'essentiel. Il a un tronc, des membres, une tête aux dimensions normales, une colonne avec toutes ses vertèbres, un cœur avec ses quatre ventricules, deux reins qui fonctionnent, un estomac, des fesses et… un pénis.

— Vous en êtes sûre?

— À quatre-vingt-dix-huit pour cent. On le voit très bien entre ses cuisses. Regardez !

Sur l'écran, la jeune femme pointe de son stylo une particule qui ressemble à une graine de lin. De là à dire que c'est un pénis…

J'aurai donc un fils. Un MÉDÉRIC.

L'émotion est trop forte et les larmes me montent aux yeux. Je me réjouis que la pièce soit sombre et que personne ne puisse le remarquer. J'ai mon orgueil. Surtout devant mon fils en devenir.

Le petit démon continue à bouger pendant tout le reste de l'examen, compliquant la tâche de la technicienne.

Sur le moniteur, pendant un court instant, il fait un geste de la main. On jurerait qu'il nous salue. Ou qu'il nous adresse un pied de nez.

La technicienne nous abandonne aux bons soins d'un médecin, sans doute le radiologiste, un homme bien stoïque qui vient compléter l'examen.

— Tout est beau, se contente-t-il de dire.

— C'est bien un garçon ? redemande Agathe.

— Oui, oui. Aucun doute.

Bon. Il faut laisser la place à la prochaine patiente.

Agathe va aux toilettes. C'est compréhensible après avoir bu l'équivalent du réservoir Gouin, en Haute-Mauricie. Nous sortons, émus et, quant à moi, ragaillardi dans mon futur rôle de papa.

En retournant à la maison, j'ai envie d'acheter des cigares en chocolat, une guitare électrique, une piste de course, un rasoir aussi, tant qu'à y être! Fiston en aura bien besoin un jour.

La guitare électrique, ce serait pour combler un vide dans ma propre vie. Pendant une partie de mon adolescence, j'ai rêvé de devenir musicien et chanteur de rock and roll. Je n'aurais pas fait long feu avec ma voix de fausset et ma silhouette de gringalet. Juste pour me contrarier, je parie que Médéric fera une carrière de démographe, de taxidermiste ou de pasteur évangéliste à la télé américaine.

— Tu n'as pas trouvé qu'il avait un petit nez, fait observer Agathe tandis que nous marchons dans la rue.

Je pouffe.

— Ça ne veut pas dire grand-chose. Enfant, j'avais un tout petit nez. Regarde-moi aujourd'hui.

— Toi, ce n'est pas pareil. Tu es puni pour avoir trop joué dedans.

La vérité sort de la bouche des femmes enceintes.

10 janvier

Un ex-collègue de bureau me téléphone. J'imagine spontanément qu'il se cherche du travail. Pourquoi m'appellerait-il autrement?

Il me raconte que sa blonde attend un deuxième enfant. Fier de pouvoir lui donner la repartie, je lui annonce que je deviendrai bientôt papa.

— Eh bien, mon vieux! Ta vie va changer! Attends-toi au pire!

Et voilà le gramophone qui rejoue le même air connu…

« Ta vie va changer! » J'ai de la difficulté à m'imaginer un cliché plus éculé que celui-là. Dans mes souvenirs, ce gars-là était pourtant un camarade de travail plutôt amusant, voire fantaisiste. La paternité l'aurait-elle neutralisé et rendu fade à ce point? Doit-on tous nécessairement passer par là?

— Oublie tes chums, tes loisirs, tes voyages, enchaîne-t-il. L'enfant va t'occuper à temps plein. Et ta vie sexuelle? Elle va ressembler au néant si tu veux mon avis.

Évidemment, il conclut par le fameux:

— Ça change une vie, mais pour le mieux, je t'assure. Et si c'était à recommencer, je referais la même chose. C'est trop l'fun.

Je ne voyais pourtant strictement rien d'amusant à tout ce qu'il venait de me décrire.

— Au fait, pourquoi m'appelles-tu?

— Ben… pour se revoir, dit-il. Pour sortir, aller jouer au *pool,* prendre une bière, rattraper le temps perdu.

Ne venait-il pas tout juste de me dire qu'il n'avait plus de vie depuis la naissance de l'enfant?

Agathe a commencé ses cours de yoga-maternité: une douzaine de femmes réunies pour apprendre à faire la rotation du bassin et le salut au soleil, et à expirer comme des chattes en chaleur. Les maris seront invités plus tard dans la session. J'irai voir.

12 janvier

Un jeune de onze ans s'est pendu pour imiter son idole, une vedette de la musique rock. En entrevue, la mère de l'enfant accuse le chanteur de lui avoir volé son fils.

L'histoire dérange beaucoup de monde. Faut-il interdire la musique rock ? Des parents le proposent.

Je sais que des gens qui étaient favorables à la légalisation de la marihuana deviennent réfractaires à cette mesure lorsqu'ils ont des enfants. Je connais des parents obsédés par la violence et qui voient du danger et des criminels partout. Ils ont peur que leur enfant se fasse découper en petits morceaux dans la cour d'école. Peur qu'il soit renversé par un chauffard dans une ruelle. Peur qu'un soir d'Halloween, il mange une pomme dans laquelle un maniaque aurait dissimulé une aiguille ou une lame de rasoir.

L'instinct de protection est très puissant chez les parents. Cela va-t-il m'arriver à moi aussi ?

15 janvier

Agathe a fait un rêve étrange.

— Nous étions tous les deux à l'hôpital et le médecin m'ouvrait le ventre pour vérifier l'état du bébé. Sais-tu la meilleure ? Il marchait déjà et c'était une fille.

— Hein ? Une fille ?

— Elle n'avait pas beaucoup de cheveux et portait des boucles d'oreilles.

— Des boucles d'oreilles ?

— C'est l'infirmière qui les lui avait percées.

— Ah bon...

— Ensuite, le médecin a remis le bébé dans mon ventre, il m'a recousue et nous sommes rentrés à la maison.

Bon, c'est un rêve. Pour m'éviter des maux de tête, je décide de ne pas en chercher la signification.

18 janvier

Visite chez le médecin. Agathe a pris onze livres depuis le début de sa grossesse, soit vingt-deux semaines. Désormais, elle n'a plus besoin de poser sa main sur son ventre pour sentir bouger l'enfant.

19 janvier

La nidification se poursuit.

Armée de son galon à mesurer et de ses échantillons de couleurs, Agathe se promène dans les différentes pièces de l'appartement. Je l'observe.

J'additionne toutes ces dépenses dans ma calculatrice mentale. Il y a trop de chiffres, je manque de cases.

— Il ne faut pas faire comme le gouvernement, chérie. Quand ça va bien, on doit mettre de l'argent de côté pour parer à toute éventualité. Pour l'instant, tu dilapides nos économies pour des vétilles.

— Ce ne sont pas des vétilles! Je rends notre foyer plus chaleureux. C'est moi qui vais passer la prochaine année encabanée ici. Pas toi.

Elle marque un point. Je lui fais promettre de me consulter avant d'engager de grosses dépenses. Elle acquiesce. J'interprète son assentiment comme une petite victoire personnelle.

21 janvier

Dans le rayon des couches du Jean-Coutu, je rencontre une fille que je connais depuis le cégep et qui vient d'enfanter. À l'époque, j'en étais secrètement amoureux. Elle l'ignore, mais elle m'a fait couler plusieurs examens. Je n'arrivais pas à la quitter des yeux dans la salle de cours. Mon regard était toujours plus attiré par l'échancrure de son corsage que par la tronche du barbu communiste recyclé en professeur qui nous enseignait la philosophie.

Son bébé est né il y a un mois et il a des coliques.

— Il peut brailler douze heures d'affilée. Il a le mal de vivre, semble-t-il.

Évidemment, ma flamme du cégep parle de pipi, de caca, de dodo, de tétées et de rots. Dans l'ordre et le désordre. Son vocabulaire semble se limiter à une dizaine de mots de deux syllabes. Normal, elle a les deux mains dedans. Agathe l'écoute avec le plus grand respect comme une bonne élève.

Le père du petit qui arrive sur les entrefaites tient à m'expliquer les différences entre les sortes de couches. C'est plutôt instructif. Je n'avais jamais remarqué qu'il y en avait des roses et des bleues.

Pour rassurer ma blonde, la nouvelle maman termine évidemment son topo par l'obligatoire conclusion :

— Antoine a tout juste un mois et déjà il commence à avoir des réactions. Il nous fait des sourires. C'est formidable, tu vas voir.

Elle ne juge pas opportun d'ajouter que notre futur bébé va changer notre vie. Je lui en suis reconnaissant.

25 janvier

Parfois, lorsque ma douce est allongée dans la baignoire, son ventre flotte comme une île nue. Une île animée de petites secousses. L'enfant bouge, la Terre tremble.

À l'âge que tu as, Médéric, on raconte dans les livres de maternité que tu avales parfois du liquide amniotique. Attention de ne pas t'étouffer, petit.

28 janvier

— La nature fait bien les choses, mais je me demande pourquoi les premières semaines de vie de l'enfant sont si difficiles, philosophe Agathe.

— Qu'est-ce qui est difficile?

— Eh bien... L'allaitement, par exemple. Une heure pour le nourrir, deux heures de dodo, puis ça recommence.

— Ça pourrait être pire. J'ai lu dans le dernier *National Geographic* que chez les pandas, la femelle nourrit son bébé jusqu'à quatorze heures par jour.

○

Agathe achète une immense reproduction d'un tableau de Van Gogh pour la cuisine. Je me considère comme chanceux qu'elle n'ait pas tenu à acquérir l'original.

Vainement, je répète à ma blonde que ma situation de travailleur autonome est précaire, que le gouvernement va nous matraquer dans son prochain budget, que l'économie canadienne est plus ou moins en récession, ainsi de suite. Je me résigne.

— Pour faire changer d'idée une femme enceinte, vaut mieux se lever de bonne heure, m'a récemment confié un papa d'expérience.

○

Dans le chiffonnier à sept cents dollars que nous venons de nous procurer (rien que d'y penser, mon portefeuille a des crampes d'estomac), Agathe range les vêtements de bébé que ses sœurs et ses amies nous ont donnés. Heureusement, les vêtements n'ont rien coûté, eux. Elle fredonne une berceuse. Physiquement, elle se transforme de plus en plus en une maman.

30 janvier

Petit détour aux urgences du CLSC.

J'ai attrapé plusieurs grippes à la queue leu leu depuis le début de l'hiver. Mon système immunitaire est trop hospitalier avec les virus. Lorsqu'il en rencontre un qu'il ne connaît pas, c'est immanquable, il l'invite à prendre un verre et à veiller à la maison. Il se fait tard et le virus reste à coucher. Il prend ses aises. Il envoie des invitations aux membres de sa famille pour les inciter à immigrer chez moi, cette merveilleuse terre d'accueil où les virus sont toujours les bienvenus et ne tardent jamais à devenir maîtres à bord.

Moi, je me mouche, j'éternue, je crache, je grelotte, je blasphème, je me plains, je grogne, je maudis l'hiver et ses virus à la con. Je me sens comme si j'avais cent sept ans.

Diagnostic du médecin : je pète de santé. Moi qui m'attendais à ce qu'elle m'annonce que j'en avais encore pour trois ou quatre mois au max à vivre ! Moi qui me demandais si j'allais être là pour voir la bouille de mon fils !

○

Conversation téléphonique avec mon ami Jean, père de deux enfants.

— Les gens qui prétendent que les nouveau-nés ne sont que des tubes digestifs manquent carrément d'imagination, affirme-t-il. En connais-tu, toi, des tubes digestifs qui ont l'ouïe développée, qui reconnaissent l'odeur de leur mère, qui sont sensibles au toucher et qui distinguent les objets et les visages dans un rayon de trente centimètres ? Un nouveau-né, c'est formidable ! Et pas besoin de courir après partout dans la maison.

Enfin, une note discordante, une brèche d'originalité dans ce morne discours que tiennent les parents.

○

Agathe enduit sa bedaine d'huile d'amande douce. Je colle mon oreille sur son ventre. Je sens le petit qui agite ses pieds et ses poings.

En fait, il ne donne plus simplement des coups. Il pivote, il exécute des rotations. La scène de film qui me vient à l'esprit est celle du premier *Alien*, quand le passager clandestin explose du ventre de John Hurt. Impossible d'oublier cette scène d'anthologie.

J'aime cette phase de développement du bébé. Il bouge, mais on ne l'entend pas chialer. Il ne nous empêche pas de dormir. C'est merveilleux, un enfant, à moins trois mois.

6e mois

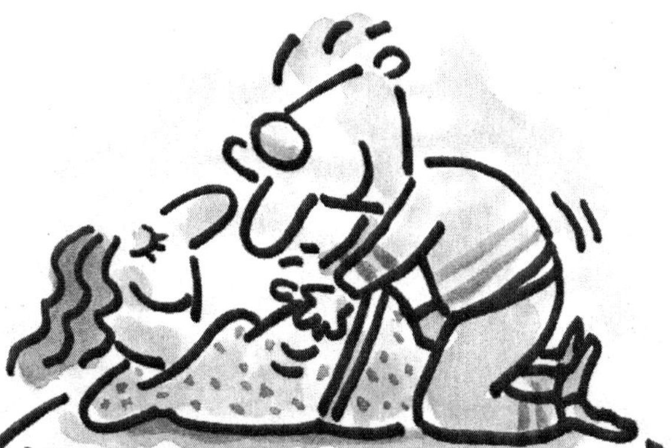

31 janvier

Agathe est revenue tout excitée de son cours de yoga-maternité. Il a été question des premiers jours à la maison avec bébé.

— Il faudra engager une femme de ménage et un traiteur.

— Pourquoi faire, un traiteur?

— Je n'aurai pas le temps de faire la bouffe. Toi non plus d'ailleurs.

— On se commandera de la pizza alors!

— Pas question. Une femme qui allaite ne doit pas manger n'importe quoi. On m'a parlé d'une femme allaitante qui mangeait de la tarte aux oignons macrobiotiques du *Commensal*. Figure-toi que ça donnait des crampes terribles au bébé. Vaut mieux préparer quelques grosses recettes et congeler le tout.

Et surtout, c'est moins cher. Mais ça, je ne l'ai pas dit à Agathe, je n'ai fait que le penser.

6 février

Vague de froid sur le Québec. Au téléjournal, la chroniqueuse météo prédit qu'il va continuer à faire frette en crisse pendant au moins les trois prochains jours. Ce ne sont pas exactement ses mots, mais plutôt une traduction de mon cru.

— Je me demande si tous ces manteaux lui appartiennent, fait observer Agathe qui note toujours ce genre de choses. Elle en possède une saprée belle collection.

— Ça doit faire partie de ses avantages marginaux et c'est encore l'honnête contribuable qui paye l'hermine de madame la chroniqueuse !

7 février

Ce soir, au cours de yoga-maternité, les papas sont invités à une séance de massage.

Nous sommes une dizaine de couples assis par terre sur des coussins. On commence par un tour de table, disons plus exactement un tour de tapis, pour parler de nos bobos. Une telle a mal au cou, une autre a mal aux jambes, la suivante se plaint de son nerf sciatique dans la fesse gauche.

Le massothérapeute, un homme d'une quarantaine d'années aux cheveux longs, explique sa technique de travail. Le mouvement de la main ressemble à celui que fait le restaurateur – généralement grec – qui pétrit sa pâte à pizza. Seule différence : plutôt que d'enfouir sa main dans la farine, on la place sur la cuisse ou la fesse de sa compagne. Pas de panique ! Tout le monde reste habillé.

Monsieur masse madame, madame masse monsieur, monsieur masse le bedon de madame. La tête enfouie dans le coussin qui sent le moisi, je me laisse bercer par la main d'Agathe. Comme je porte mes combines d'hiver – because le frette –, je ne ressens pas grand-chose. Je fais un effort pour me détendre, écoutant d'une oreille distraite les commentaires parfois ésotériques du massothérapeute.

— Allez, les papas, râlez un peu plus fort. Encouragez votre partenaire. Faites ahhhahhh… ahhhahhh…

À la fin de la séance, il faut évidemment se soumettre à l'incontournable tour de tapis.

— Comment avez-vous aimé votre expérience ?

Je n'ai rien à dire, sinon que ça m'a paru agréable. Agathe parle de l'exploration du toucher. Elle est plus versée que moi dans les médecines douces, plus ouverte d'esprit aussi. Ça aide toujours au moment du tour de tapis.

9 février

Ma douce se perche sur le comptoir pour laver le dessus des armoires. J'ai toujours peur qu'elle tombe. Je pourrais le faire à sa place, c'est vrai, mais ma peur de la voir trébucher demeure moins grande que mon aversion pour ce genre de tâches ménagères. Ce n'est pas une pensée très chevaleresque, je m'en confesse.

La vaisselle, la lessive, passe toujours. Mais je déteste les gros travaux, genre peinture et nettoyage en profondeur. Or, c'est précisément ce que ma blonde a le goût d'entreprendre ces temps-ci. D'où les discordes. Rien de grave cependant. Enfin, je ne crois pas.

14 février

Agathe est de plus en plus ronde, sereine et belle. Ses yeux brillent plus que d'habitude. On dirait qu'elle flotte au-dessus de la mêlée. C'est une faculté qu'ont beaucoup de femmes enceintes.

17 février

Luttant contre le vent et le froid qui mordent, nous avançons d'un pas alerte sur le trottoir.

— Marche moins vite, me demande Agathe.

C'est la première fois que sa bedaine la ralentit. Généralement, c'est moi qui cours derrière elle pour tenter en vain de la rattraper.

○

— L'autre jour, dans la baignoire, j'ai eu peur d'avoir perdu mon bouchon muqueux.

— Ce qui veut dire?

— Que je pensais accoucher bientôt. C'est le bouchon qui bloque l'utérus et qui protège Médéric. Et puis, j'ai le sentiment d'avoir des contractions quand mon ventre se durcit.

— Je te reconnais bien, là! Tu as mis deux mois avant d'accepter que tu étais enceinte. Ton accouchement est prévu dans trois mois et tu commences déjà à craindre d'accoucher prématurément. Tu es difficile à suivre, ma vieille. Ta logique m'échappe.

18 février

Je viens de consulter une acupunctrice pour mes problèmes de sinus. Je lui ai dit que ma compagne attendait un enfant.

— Vous allez avoir un p'tit cochon, alors.

— Je vous demande pardon?

J'ai finalement compris qu'elle me parlait du signe astrologique chinois de fiston.

○

Pour stimuler ses seins et les préparer à l'allaitement, Agathe endurcit ses mamelons.

— Les experts recommandent de les frotter avec un tissu.

— Pourquoi pas avec une feuille de papier sablé tant qu'à y être ? À grain fin, quand même. Faut pas être maso.

En matière d'allaitement, Agathe a de qui tenir. Après tout, sainte Agathe n'est-elle pas, entre autres, la patronne des nourrices ?

21 février

J'assiste à mon deuxième cours de yoga-maternité. Ce soir, l'exercice consiste en une visualisation de l'accouchement. On se couche sur le tapis et l'animatrice fait jouer un CD de bruits de vagues.

Première contraction, elle parle d'une voix douce en suivant le rythme des vagues, mais je songe à mes contrats, à mes échéanciers. Deuxième contraction, il ne faut pas que j'oublie de contribuer à mon régime enregistré d'épargne-retraite avant la fin du mois. Mes pensées papillonnent et s'éloignent à des années-lumière de l'accouchement. Allez, mon Roger, fais un petit effort pour ta femme. Pour me ramener sur le chemin de la visualisation, je décide d'écouter la respiration d'Agathe, couchée à mes côtés. Voilà, je m'adapte à son rythme. Inspiration… Expiration… Inspiration. Mais, mais… elle dort ! Toute une visualisation qu'elle accomplit là. Sûrement un enfantement sans douleur !

Après l'exercice, la professeure nous entretient du massage du périnée et des rituels d'accouchement chez les mammifères.

Il y a même un livre là-dessus qui s'appelle *Votre bébé est le plus beau des mammifères*. Évidemment, je doute qu'on ait demandé l'avis des baleines et des chauves-souris.

Dans ce livre qu'Agathe s'est évidemment déjà procuré – nous avons dû dépenser au bas mot quatre cents dollars en littérature de maternité –, l'auteur plaide en faveur de la polygamie après l'accouchement, quand la libido des femmes tombe en chute libre. Exactement le genre de proposition pour se faire des amies.

○

Cher Médéric,

Ta mère est enceinte de six mois. On raconte que tu entends, à présent. Je ferais mieux de surveiller mon langage. Je vais essayer de proférer moins de jurons, de dire un peu moins d'âneries afin de protéger tes chastes oreilles.

26 février

Je trouve Agathe volumineuse, mais je suis le seul à le penser. Les gens qui la côtoient prétendent qu'elle est encore toute délicate, que ça ne paraît presque pas.

27 février

Au téléphone, je parle à une collègue pigiste qui a donné naissance à un enfant au début du mois. Elle, que j'ai connue si dynamique, m'a paru complètement à plat. Je n'en ai pas soufflé mot à Agathe.

28 février

Il y a un proverbe juif qui dit à peu près la chose suivante : mieux vaut perdre quelques heures de sommeil à la naissance d'un enfant que passer des nuits blanches à s'inquiéter lorsqu'il sera grand.

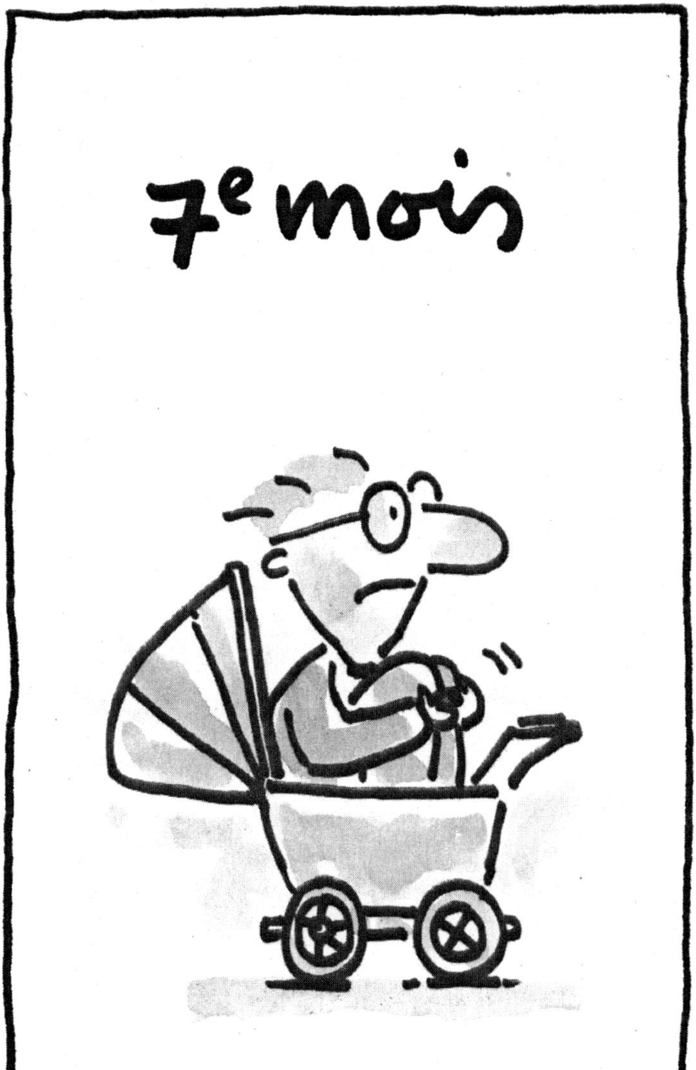
7e mois

5 mars

Cher Médéric,

Je ne travaille pas beaucoup à mon journal, ces temps-ci. J'écris trop pour les autres, vois-tu. Ah! le dur métier de travailleur autonome. C'est le festin ou la famine pour traduire littéralement une expression en langue anglaise. Jamais capable de dire non. Alors, j'accepte tout ce que l'on me propose et je ne fournis plus à la demande. Au moins, ça aidera à payer tes couches et tes petits pots.

7 mars

Cours prénatal sur l'accouchement. On visionne une vidéo produite en Angleterre où une femme dodue avec des taches de rousseur enfante devant la caméra.

Je n'ai jamais eu de problème avec la violence au cinéma, mais j'ai du mal à supporter la scène de la naissance. La maman crie à tue-tête. Heureusement, nous avons droit à une version condensée du travail. Je n'aurais pas aimé assister au spectacle intégral.

Enfin, le bébé sort. Une masse inerte de chair grise. Pendant une seconde, je crois qu'il est mort. Évidemment, on ne nous aurait jamais présenté une vidéo d'un enfant mort-né. Pas dans un cours prénatal du CLSC !

Une fois au lit, je revois la scène. Mon sommeil en est considérablement perturbé.

J'ai peur qu'Agathe souffre beaucoup lors de l'accouchement. Elle qui gémit au point qu'on la croirait à l'article de la mort pour un simple rhume, comment réagira-t-elle à cette épreuve d'endurance ? Peut-être me surprendra-t-elle ? Peut-être découvrirai-je une Agathe que je ne connais pas encore, genre femme forte de l'Évangile ?

8 mars

Retour au CLSC pour un cours sur l'allaitement maternel. Ça achève.

— On va liquider toutes vos questions sur l'allaitement, lance l'infirmière, en commettant un jeu de mots bien involontaire.

Sur place, deux marraines d'allaitement racontent leur expérience. L'une d'elles a allaité son second enfant jusqu'à deux ans. Autrement dit, une pro. Je me demande si elle aurait pu continuer jusqu'à ce que le petit entre à la Faculté de droit de Harvard.

La séance est instructive. J'apprends que le corps de la mère d'un bébé prématuré fournit un type de lait adapté aux besoins du petit. Voilà enfin un produit qui obéit parfaitement à la loi de l'offre et de la demande. Pour les bébés en général, plus ils boivent, plus les glandes mammaires de leurs mamans fournissent du lait. Merveilleux.

Les participants dressent la liste des avantages et des inconvénients de l'allaitement. Le but non avoué de l'exercice est bien sûr de prouver que les avantages dépassent largement les inconvénients.

On parle de techniques : la méthode « madone », où la maman tient l'enfant contre elle, ou celle du « ballon de football », où le bébé est passé sous le bras. Avec cette seconde méthode, mieux vaut évidemment éviter de se servir du bébé pour tenter une longue passe dans la zone des buts une fois l'allaitement terminé...

Puis, dans une vidéo produite par la Ligue La Leche, des femmes témoignent de leur expérience, toutes évidemment fort exaltantes. Il n'est pas question d'engorgements mammaires, de gerçures, de crevasses ou de mastites. Sur le petit écran, une ancienne vedette de la chanson québécoise déclare que « l'allaitement procure une relation vraiment privilégière (*sic*) avec l'enfant ».

Après la séance vidéo, une participante se sent obligée de poser sa série de questions, toutes plus sottes les unes que les autres.

— J'ai peur que mes seins soient trop petits pour allaiter. Ai-je raison de m'inquiéter ?

— Je suis le pilier de ma compagnie. Est-ce que je pourrai retourner au boulot trois semaines après la naissance de mon bébé même si j'allaite?

— Est-ce que mon chum pourra quand même jouer avec mes seins si j'allaite? Vous savez, les hommes ne se contentent pas toujours du bas!

Je le jure. Toutes ces questions sont authentiques et ont été posées à voix haute par la même personne. Je soupire. Agathe me donne un coup de coude dans les côtes.

En fin de compte, Agathe n'est pas très grosse comparativement aux autres femmes. Et surtout, elle est moins gourde que certaines participantes.

12 mars

Cher Médéric,

Ta mère est un peu craintive à l'idée de ta venue. Elle tient sa main sur son ventre pour te protéger quand elle marche dans la rue.

Moi, j'ai carrément peur, mais je la rassure comme je peux en lui disant que tout ira bien.

○

J'ai mis vingt minutes à comprendre le mécanisme de la poussette pliable que nous venons d'acheter. Je n'arrivais plus à la refermer. Je déteste ces engins parce qu'ils me font sentir plus maladroit et idiot que je ne le suis en réalité.

14 mars

Cours prénatal sur l'art de la respiration et sur les interventions en milieu hospitalier : péridurale, drogues contre la douleur, épisiotomie, gel du bloc moteur, forceps, ventouse, césarienne... J'enrichis mon vocabulaire en espérant n'avoir jamais besoin de me servir de ces mots-là.

Selon les statistiques, une femme sur cinq subit une césarienne. Il y a une quinzaine de femmes enceintes dans la salle. Si on se fie aux probabilités, trois d'entre elles verront leur grossesse se terminer par une incision de leur paroi abdominale. Couic !

17 mars

Nous sommes invités au quarantième anniversaire de naissance d'un journaliste qui célèbre l'événement dans un bar. Des musiciens espagnols et un couple de danseurs de flamenco animent la soirée. Leurs talons martèlent le plancher. Surpris par ces vibrations qu'il ne connaît pas, Médéric bouge des pieds et des mains à son tour. Il a des talents de danseur.

18 mars

Agathe se trouve énorme. Elle se redresse plus difficilement après s'être enfoncée dans le divan. Elle a besoin de se faire dorloter, de se faire dire qu'elle est toujours aussi désirable et belle, que je l'aime toujours autant.

20 mars

Cher Médéric,

Nous sortons, fort contrariés, d'une visite chez le médecin.

Il paraît que tu es placé très bas dans l'utérus de ta mère. Ta tête est déjà engagée vers la sortie. Agathe sent de petites contractions lorsque son ventre se durcit. Écoute-moi bien, fiston. Il te reste un bon deux mois à passer chez ta mère. Je te prie de me croire, tu ne manques rien dehors. C'est le début du printemps et la ville est toute sale. Les ordures s'empilent dans la rue, car les cols bleus sont en grève. Qu'est-ce que c'est qu'un col bleu? Je t'expliquerai plus tard. Le médecin de ta mère lui a suggéré de mettre la pédale douce. Alors, montre-toi coopératif, dors dans le ventre de ta maman encore deux mois.

21 mars

Dernier cours prénatal sur le post-partum, le fameux *baby blues*.

Il arrive que la jeune maman soit si débordée qu'elle n'ait pas le temps d'aller aux toilettes ou de s'habiller. Se laver les cheveux devient l'événement de la semaine. La moitié du temps, elle ne sait plus quel jour on est.

J'apprends que l'on note les bébés dès leur sortie sur des critères comme le pouls, la respiration, le tonus, la motricité, les organes génitaux et la coloration de la peau. Ça s'appelle le test d'Apgar. Déjà les évaluations! Ne me déçois pas, mon fils. Obtiens un gros score.

Le cours se termine par un documentaire sur un grand pédiatre américain, le docteur Brazelton. On y voit un petit bébé noir né prématurément. Il a ton âge, Médéric: trente et une semaines dans le ventre de sa maman. Je le trouve bien chétif, mais beaucoup plus éveillé que j'aurais pu le penser. Il sourit à sa mère et à la caméra. Un véritable *showman*.

22 mars

Visite de l'Hôpital Saint-Luc.

Dans un local surchauffé aux murs jaunis, l'infirmière crache son texte à toute vitesse.

Puis, suivez la guide. Les futurs parents s'extasient devant les nourrissons de la pouponnière et passent leurs commentaires sur le teint de l'un et la binette de l'autre. Emmaillotés et coiffés de leur tuque, les bébés ne portent guère attention à ce cirque autour d'eux. On ne saurait les blâmer.

○

Cher Médéric,

Ta mère m'a réveillé cette nuit parce que tu avais le hoquet. Je ne pensais pas le sentir aussi bien en posant simplement ma main sur son ventre.

Tu bouges beaucoup et certains de tes mouvements font mal à Agathe, lorsque tu t'étires, par exemple. Mais elle ne t'en tient pas rigueur. Continue à faire ta gymnastique. Il le faut si tu veux avoir une longue et fructueuse carrière de sportif de haut niveau.

26 mars

Agathe a pris vingt-deux livres au total. Son ventre s'avance et ressemble à une ogive. Reste à espérer que le mécanisme de la bombe fonctionne et que l'opération se déroule comme prévu.

29 mars

Agathe dit :

— Je sens qu'il n'est plus un fœtus. Qu'il est devenu quelqu'un.

Elle confectionne un coussin pour le lit du bébé. Je la regarde et je la trouve admirablement belle et sémillante. Existe-t-il quelque chose de plus lumineux qu'une femme enceinte ?

8e mois

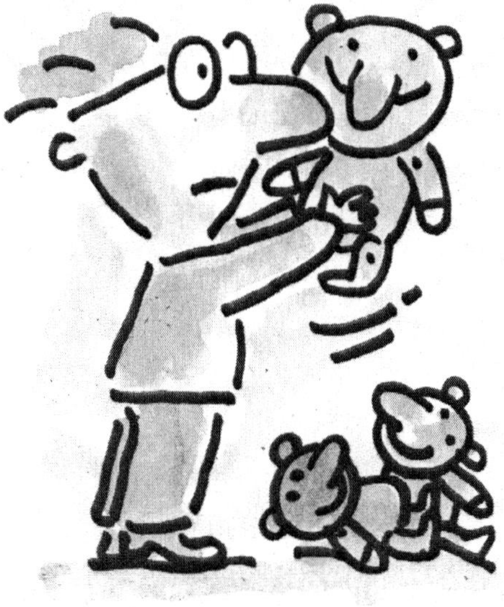

2 avril

Dans le métro, dans la rue, j'observe les familles, je cherche des ressemblances entre les parents et leurs enfants. Je ne faisais pas ça avant.

3 avril

On vient de voir ton médecin, Médéric. Le médecin de ta mère, si tu préfères. Le col de son utérus a commencé à s'effacer. Il y a trois étapes, vois-tu. Un : le col devient mou. Deux : il s'efface. Trois : il se dilate et s'ouvre. Tu es comme ta mère lorsqu'elle se trouve dans un lieu inconnu, par exemple dans un aéroport. Tu cherches d'avance la sortie.

Je ne vois pas ce qui te pousse si vite à l'extérieur. Chez ta mère, tu as tout ce qu'il te faut. Tu es au chaud. Tu as de la nourriture sur demande. Tu dors quand tu en as envie. Tu as même encore de la place pour bouger. Tandis que dehors... Tes poumons ne sont pas prêts pour supporter l'air de la ville, l'air de la vie. Alors, mon amour, je t'en prie, reste où tu es. Après, on pourra discuter, si tu es si pressé.

— Par prudence, je te recommande l'arrêt de travail et le repos, dit le médecin. As-tu une assurance salaire?

Agathe fait signe que oui.

— C'est encore mieux. Ils vont devoir se débrouiller sans toi. L'important à ce stade-ci, c'est toi et ton bébé.

Ma blonde n'a pas discuté. Dans quelques semaines, je déménagerai mon bureau dans le sous-sol que j'ai loué. Elle aura la paix chez nous. Elle pourra se reposer à satiété.

6 avril

Agathe est devenue hostile au monde extérieur. Elle prétend que si elle reste à la maison, Médéric demeurera dans la sienne. Elle fait de petits travaux, s'étend sur le divan, feuillette des magazines, caresse son bedon et parle à l'enfant.

7 avril

Elle sort pour la première fois depuis quatre jours. La lumière lui pique les yeux. D'une main, elle tient son ventre. Nous marchons jusqu'au Jean-Coutu.

Nous achetons pour soixante-quinze dollars de produits pour bébé : du savon, des cotons-tiges, du talc, des couches pour nouveau-né, de la vaseline, etc.

— On en a déjà à la maison.

Ma copine examine le petit pot de gelée grise.

— Ce n'est pas le même produit, fait-elle remarquer.

— La seule différence, c'est qu'il y a des oursons sur l'étiquette.

— Médéric aura son propre pot de vaseline, un point, c'est tout ! conclut-elle.

Si j'avais des sous présentement, j'achèterais tout de suite des actions de Johnson & Johnson et de Procter & Gamble. Connaissant mon Agathe, j'ai le sentiment que le chiffre d'affaires de ces compagnies va grimper en flèche au cours des prochains mois.

10 avril

Voilà, j'ai déménagé mon bureau. Après avoir travaillé six ans dans le confort de mon foyer, je me sens comme un enfant à sa première journée de maternelle. J'aurais préféré rester avec ma maman à la maison.

11 avril

Agathe invente de nouvelles chansons qu'elle fredonne au petit.

Reste dans mon bedon,
mon petit rejeton.
Mon petit ami,
tu es si bien dans ton nid.

○

Encore une fois, aujourd'hui, quelqu'un m'a dit que la venue de Médéric allait changer ma vie.

— Profites-en au début. Un enfant, ça change tellement vite et ça ne reste pas petit longtemps!

Tout est relatif. À la naissance, le cochon pèse environ deux kilos, mais il lui suffit de six mois à peine pour atteindre son poids d'adulte, un peu plus de cent kilos. Les bébés ne restent pas petits longtemps? Du point de vue du cochon, c'est de la bouillie pour les chats!

Existe-t-il un antidote contre cette horrible maladie qu'est le radotage et la banalité parentale? Si oui, où peut-on se le procurer? J'en veux une caisse de 24.

Et le prochain qui m'annonce que l'enfant va changer ma vie, je mets un terme à la sienne!

12 avril

Lu dans un livre de maternité: un bébé qui a faim et qui crie à s'en arracher les poumons pendant trente minutes se sent comme un adulte qui n'aurait pas mangé depuis trois jours. Sachant cela, je serai peut-être plus tolérant lorsque mon fils hurlera la nuit.

○

Médéric suce son pouce, avale du liquide amniotique et attrape le hoquet. Agathe a raconté l'anecdote à sa mère qui lui a rétorqué :

— C'est peut-être qu'il a faim ! Es-tu sûre de le nourrir assez ?

— Maman ! Il est dans mon ventre. Il prend ce qu'il lui faut. Je ne peux pas en faire davantage pour lui.

N'empêche que la remarque a fait douter Agathe pendant quelques instants.

Ah ! les mères ! Toutes pareilles. Toutes aussi douées pour semer l'inquiétude chez leurs enfants. Ça aussi, c'est un beau cliché, mon vieux Rog. Attention de ne pas commettre les mêmes fautes que tu reproches aux autres. Rappelle-toi la parole de l'Évangile : « Pourquoi vois-tu la paille qui est dans l'œil de ton frère et n'aperçois-tu pas la poutre qui est dans ton œil à toi ? »

14 avril

On vient de recevoir nos meubles : lit de bébé, baignoire, siège d'auto, chaise haute. Même une poubelle à couches, gracieuseté de mon frère. Les chiottes à Médé. Chaque couche souillée y est enveloppée dans une pellicule de plastique. Ça élimine ainsi les odeurs. Je doute que le produit soit très écologique. Quelle belle invention tout de même!

La chambre de Médéric est quasiment prête. Fraîchement repeinte en jaune (ma conjointe m'informe que la couleur n'est pas un vulgaire jaune, mais plutôt un lyrique «paille italienne»), nouvellement meublée, joliment décorée par Agathe. Seul petit problème: le plafond coule chaque fois qu'il pleut. Des travaux à exécuter sur le toit d'ici un mois? Misère de malheur, encore des déboursés majeurs.

16 avril

C'est Pâques et Agathe est ronde comme un gros coco.

20 avril

Louis, un ami, me souhaite bonne chance avec l'enfant.

— Stocke des réserves de sommeil.

Plus facile à dire qu'à faire. Le sommeil, ce n'est pas comme l'argent ou le thon en conserve. On ne peut pas en accumuler sous le matelas ou en empiler dans le garde-manger.

21 avril

Agathe est enceinte de trente-cinq semaines. Le col de son utérus est dilaté à un centimètre. Elle poursuit sa nidification. Ai-je mentionné plus haut que la chambre était prête ? Le toit coule, mais Agathe ne pense qu'à acheter des draps pour le lit du petit, un panier à jouets, des ours en peluche… Ma blonde et moi ne partageons pas tout à fait les mêmes priorités.

Je lui dis :

— Tu sais, la vie va continuer après la naissance de Médéric. Tu pourras magasiner encore, acheter ce qui manque.

— Non, je veux tout maintenant.

On ne discute pas avec une femme enceinte. Je l'apprends à mes dépens de plus en plus fréquemment.

22 avril

J'assemble avec un marteau un meuble en acier tubulaire qui servira à ranger les jouets du petit. Toc ! Toc ! Toc !

— Il sursaute ! crie Agathe, émerveillée.

J'interromps mon tapage.

— Pardon ?

— Pendant que tu tapais du marteau, il a bougé. Le bruit l'indispose. Notre fils entend.

24 avril

Agathe fait de l'hypertension, un problème assez fréquent chez les femmes enceintes. Parfois, les choses se compliquent et cela dégénère en prééclampsie, une maladie aux origines mystérieuses mais plutôt grave qui provoque des troubles de la vue, de l'œdème, des dysfonctions du système urinaire. Les médecins ne rigolent pas avec la prééclampsie. Aux premiers symptômes, on provoque l'accouchement.

J'ai accepté une tonne de contrats, Médéric. Alors sois gentil, veux-tu? Attends encore deux petites semaines avant de te montrer le bout du crâne. J'aurai fini mes mandats et je serai prêt pour ton arrivée. Enfin, je l'espère.

29 avril

L'homme des cavernes besognait quatre heures par jour pour subvenir aux besoins de sa famille. Pourquoi dois-je en travailler quinze?

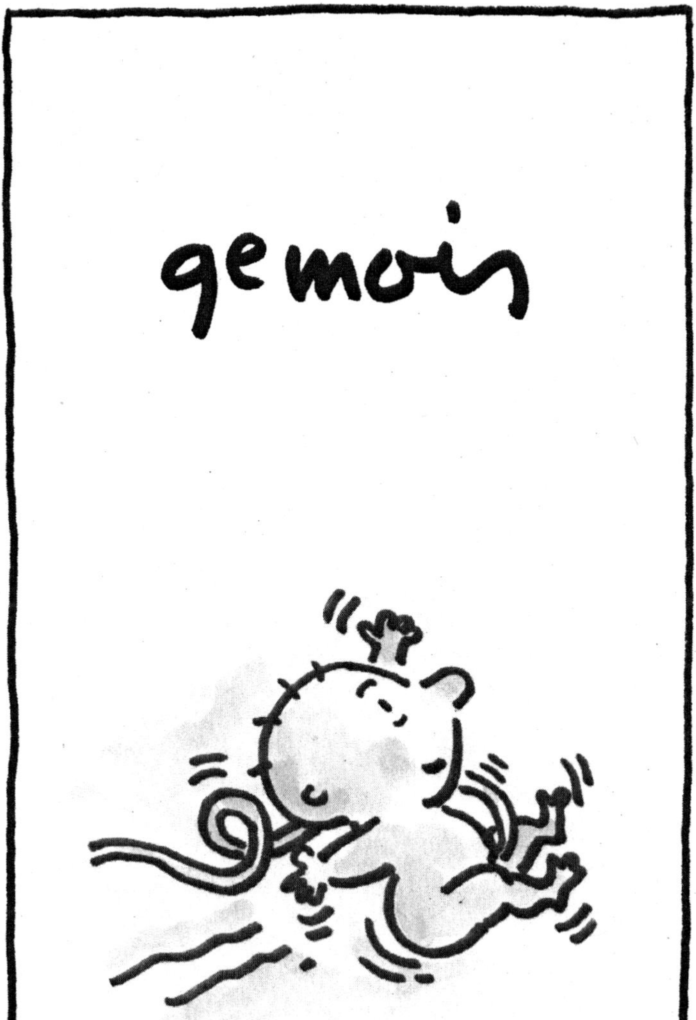
9e mois

1er mai

Agathe se rend au CLSC deux fois par semaine pour faire prendre sa tension artérielle.

Pratiquement au repos complet, elle lit, passe l'après-midi à regarder des émissions abrutissantes à la télé, converse pendant des heures avec ses sœurs au téléphone malgré son aversion pour ce moyen de communication.

Elle se sent prisonnière et son boulet, c'est sa bedaine.

4 mai

Finalement, j'ai toujours les mêmes craintes qu'au début. Il y a d'abord celles que j'ose avouer comme la peur de ne pas savoir donner le bain à l'enfant ou d'être trop impatient avec lui, sans oublier la phobie du syndrome de mort subite. Si ça arrivait, je ne m'en remettrais jamais. Puis, il y a les autres angoisses, plus égoïstes et moins nobles, celles-là, comme la crainte de ne plus pouvoir faire ce que j'aimais, de ne plus travailler comme avant, de manquer de sommeil, d'avoir moins de sous dans mon compte bancaire.

Le dire ne fait pas de moi une personne meilleure. Simplement plus honnête.

5 mai

Cher Médéric,

Merci de m'avoir écouté. J'ai presque terminé mes contrats. Je n'en accepterai pas d'autres. Je t'attends. J'ai hâte de voir ta binette. Ta mère aussi, comme de raison.

Agathe dit :

— J'espère ne pas accoucher une fin de semaine.

— Pourquoi ?

— Je ne connais pas le médecin de garde.

C'est une raison comme une autre.

7 mai

Agathe ressent de plus en plus souvent des élancements dans le bas du dos. C'est comme si le petit lui donnait des coups de couteau dans la partie inférieure de son bassin.

Les enfants ne sont plus ce qu'ils étaient. Ils ne sont pas encore nés que déjà ils jouent aux durs avec des armes blanches. Dans le dos de leur mère en plus.

○

De la trente et unième à la trente-sixième semaine de grossesse, ma douce a répété à l'enfant d'attendre pour sortir.

Depuis la trente-sixième semaine, parce que sa tension artérielle continue à grimper, Agathe demande à l'enfant de sortir.

— «Reste, mon amour; sors, mon chéri», tu lui donnes des consignes contradictoires. Tu vas finir par l'embrouiller. Pire encore, tu vas en faire un vrai Québécois!

9 mai

Dix-neuf heures. Agathe est à l'hôpital pour un bilan de santé. Formalités à la réception. La préposée rouspète contre son patron qui veut abolir le poste d'une de ses collègues.

Dans la chambre, Agathe a revêtu l'horrible jaquette bleue de l'hôpital.

Pendant les vingt-quatre prochaines heures, elle devra noter méthodiquement sur une grande feuille de papier ce qu'elle boit et ce qu'elle élimine.

10 mai

Ma blonde obtient son congé de l'hôpital. Les tests sont tous négatifs. Hourra! Sauf que... ses médecins provoqueront l'accouchement vendredi, par précaution, car le col de l'utérus d'Agathe est maintenant dilaté à deux centimètres.

On va donc tricher avec la nature. Selon toute probabilité, j'aurai un fils vendredi, le 12 mai, dix jours avant la date prévue. Tu seras un taureau, mon fils.

À moins que les contractions ne commencent d'elles-mêmes, ce qui serait plutôt surprenant, il faudra qu'Agathe se fasse administrer du pitocin, un médicament jouant le rôle de l'hormone nommée ocytocine qui provoque la contraction de l'utérus pendant l'accouchement.

L'infirmière, qui prend une fois de plus la tension artérielle d'Agathe, nous demande comment l'enfant va s'appeler.

— Médéric, répond fièrement la maman.

— Frédéric !

J'interviens.

— Non, Médéric.

— Vous avez dit Mérédic ?

— Vous ne comprenez pas le français ? MÉ-DÉ-RIC !

— C'est vous qui avez inventé ça ?

Je réponds sur un ton agacé :

— Vous ne connaissez donc pas votre histoire de Montréal ? On a eu un maire qui s'appelait Médéric Martin dans les années vingt. Il y a même un pont qui porte son nom à Laval.

— Excusez-moi, s'offusque l'infirmière.

Je me suis renseigné sur Médéric Martin. Issu d'une famille de la classe ouvrière, le personnage a monté un petit commerce de cigares. Quand il a bifurqué vers la politique, il a promis des emplois aux chômeurs de l'est de la ville. Les gens l'ont cru et il a été élu. Un siècle plus tard, on continue à faire de la politique de la même manière. Navrant, non ?

11 mai

En principe, c'est notre dernière journée de vie de couple sans enfant.

Je cours au Jean-Coutu (encore !) acheter de l'huile de ricin, un remède de bonne femme pour provoquer des contractions. Je serais bien étonné que l'on se procure ce produit pour d'autres raisons. C'est affreusement mauvais au goût.

Toute la journée, Agathe se repose, accumule ses forces pour le marathon de demain. La comparaison n'est pas exagérée. On a déjà calculé que la dépense énergétique associée à l'accouchement équivalait effectivement à courir le marathon.

Elle regrette d'avoir été limitée dans ses mouvements à la fin de sa grossesse.

— J'aurais aimé me pavaner sur la rue Saint-Denis pour montrer fièrement ma bedaine au monde entier.

Se séparer de sa bedaine : je comprends que ce puisse être une forme de deuil.

Le soir, le téléphone n'arrête pas de sonner. Les sœurs d'Agathe y vont de leurs recommandations de dernière minute, avant la compétition.

«Pense à toutes les mères qui t'ont précédée. Courage, ma vieille. Tu vas passer au travers.»

«Accepte la péridurale. Ne joue pas l'héroïne. Tu n'as rien à prouver à qui que ce soit.»

Dans la nuit du 11 au 12 mai

J'ai rêvé que Médéric était emprisonné dans le classeur de mon bureau. J'avais perdu la clé. Je l'entendais crier, ses pleurs étaient assourdis par le métal du tiroir et je cherchais désespérément la pince-monseigneur pour le sortir de là. C'était épouvantable.

12 mai

Le grand jour, comme on dit. Peut-être le jour le plus long aussi, il est trop tôt pour le savoir. Nous avons rendez-vous à sept heures à l'hôpital.

Agathe m'étonne. Elle déjeune tranquillement en lisant le journal, ramasse calmement ses affaires et pousse la coquetterie jusqu'à mettre du rouge à lèvres avant de quitter la maison. Aucun signe de nervosité.

Elle est plus sereine que lorsque nous partons en voyage. Plus calme que lorsque nous recevons des amis à souper et que la nappe est froissée ou que les verres à vin ne brillent pas assez à son goût.

Nous arrivons à l'hôpital et prenons l'ascenseur jusqu'au cinquième étage, celui de l'obstétrique.

Je dépose la valise d'Agathe devant le poste des infirmières.

— Madame Moquin, je suppose ? demande une infirmière. C'est pour vous induire ?

C'est le terme qu'utilise le corps médical pour parler des femmes dont l'accouchement est provoqué. Du moment que ce n'est pas en erreur...

Cher Médéric,

Je sais bien que tu n'es pas encore tout à fait prêt, mais nous allons t'encourager à sortir ce matin. Pardonne-nous, mais c'est dans l'intérêt de ta mère. Dans le tien aussi.

Neuf heures. Le médecin, une résidente, rompt les membranes avec une tige de plastique munie d'un petit crochet au bout. Agathe saigne un peu. Reste à voir si ça suffira pour provoquer le travail.

Ma blonde peut encore se promener, mais il lui faut porter une couche et trimballer sa patère à soluté.

Nous remplissons une nouvelle fois les formalités de l'admission avant d'aller écornifler du côté des bébés de la pouponnière. Bientôt, Médéric sera des leurs.

Dix heures quarante-cinq. On injecte le pitocin, l'ocytocine en conserve.

Quatorze heures. Le médicament commence à faire effet et les contractions sont plus fortes. Le col s'efface et la dilatation passe rapidement de deux à quatre centimètres.

Agathe entame ensuite une nouvelle phase de travail. Les contractions sont plus fréquentes, beaucoup plus intenses aussi. Notre accompagnatrice, qui nous a rejoints en fin de matinée, masse le bas du dos d'Agathe. Elle trouve les mots pour l'encourager.

— Tu te rappelles, l'autre jour? Tu me parlais de tes randonnées en montagne.

— Oui.

— Quand tu es en bas, tu regardes la montagne et tu n'arrives pas à t'imaginer que tu pourras atteindre le sommet. Tu commences à marcher. Au début, c'est facile, l'énergie ne te manque pas. Puis, tes bottes te semblent lourdes, tes muscles te font mal, tes pieds brûlent. À mi-chemin, il te prend l'envie de faire demi-tour, de rentrer à la maison. Mais tu continues quand même, parce que chaque pas te rapproche de ton but. Ici, chaque contraction te rapproche de ton bébé.

— Je ne peux plus retourner en arrière de toute façon.

— C'est vrai, mais si c'est trop douloureux, tu sais qu'il y a le téléphérique.

Le téléphérique, c'est le nom que nous avons donné à la péridurale. La comparaison est imparfaite parce qu'en téléphérique, on monte vite et sans effort. Ce n'est pas toujours nécessairement le cas d'un accouchement sous péridurale.

Pour ma part, je ne sais ni quoi dire ni quoi faire. Quand une nouvelle contraction s'annonce, Agathe s'accroche à mon cou et me serre avec toute l'énergie qui lui reste. Le moment serait mal choisi pour me plaindre de la pression qu'elle exerce sur mes clavicules. Ce serait vraiment manquer de tact.

Jusqu'ici, on voit que ma blonde contrôle la situation. La montagne n'a qu'à bien se tenir. Agathe ne demande pas le téléphérique. Entre les contractions, elle se concentre et arrive à trouver ce qui me paraît être une forme de paix intérieure. Elle respire lentement. Ses cours de yoga et son expérience de randonneuse en montagne ont peut-être plus d'utilité que je le croyais.

Notant la présence d'une personne inconnue dans la chambre, Agathe demande :

— Êtes-vous la nouvelle infirmière ?

— Oui, répond celle-ci.

— Donc, ça fait au moins huit heures que je suis ici.

Exact, ma belle.

Dix-sept heures. Le médecin procède à l'examen : ma blonde n'a pu gagner qu'un maigre centimètre de dilatation en trois heures de contractions.

Je comprends maintenant pourquoi ça s'appelle du travail.

J'ai le sentiment qu'elle va fondre en larmes et réclamer la péridurale. Erreur. C'est moi qui me mets à pleurer. Je n'en peux plus de la voir souffrir. J'ai l'impression que ça ne finira jamais. J'aurais envie de redescendre, d'attaquer la montagne une autre fois.

J'ai hâte de te voir, Médéric, mais ta mère pâtit, tu sais, alors fais un effort, veux-tu ? Viens-t'en vite. Ton comité d'accueil est déjà réuni.

Pendant toutes ces longues heures, le moniteur fœtal suit le rythme cardiaque de bébé.

Tu es très calme, mon petit Médéric. D'un calme olympien pour poursuivre avec l'image du marathon. Ton cœur bat à cent vingt pulsations par minute.

Dix-sept heures trente. On transfère Agathe dans une chambre de naissance.

Elle continue son travail, assise dans le lit, couchée sur le côté ou carrément à cheval sur la cuvette des toilettes. Ces moments sont difficiles. Elle a l'air de perdre courage.

— Pourquoi ça fait si mal ? gémit-elle.

L'accompagnatrice lui prodigue des conseils. Agathe se pend à mon cou. Ses jambes flageolent.

Vingt heures. Changement de personnel, un résident vient effectuer l'examen.

— Attends-toi à un beau huit centimètres, prévient l'accompagnatrice.

Agathe prend une mine apitoyée. Elle n'en peut plus. Elle va craquer. Je le sens.

Le médecin enfouit sa main gantée de plastique profondément dans le vagin de mon Agathe.

— Dilatation complète ! fait-il en retirant sa main.

L'accompagnatrice et moi sautons de joie. Nous félicitons Agathe, comme si le bébé venait d'arriver.

Pourtant, elle n'est pas encore au bout de ses peines. Voici venu le moment de la poussée.

L'infirmière défait le pied du lit et prépare les instruments pour la naissance.

Agathe pousse, son visage se gonfle, devient bouffi.

Elle hurle de douleur.

— Ferme ta bouche et ne force pas avec tes cordes vocales, recommande l'accompagnatrice. Les bébés ne sortent jamais par là !

Agathe se mord les lèvres.

Lentement, le périnée se distend, laissant apparaître un petit bout de crâne et des cheveux. Foncés, les cheveux. Comme ceux de la maman.

Entre les poussées, moins rapprochées que l'ont été les dernières contractions, Agathe parvient à se reposer quelque peu.

L'exercice demeure long et pénible pour ma compagne.

Une poussée, puis une autre et une autre encore. Et beaucoup d'autres. Je perds le compte. Deux heures en tout.

Encore un dernier effort, la tête sort enfin complètement de l'utérus. Le reste du corps suit et glisse hors du ventre d'Agathe.

VOILÀ MÉDÉRIC, NOUVEL HABITANT DE LA PLANÈTE TERRE.

C'est un beau bébé tout couvert de *vernix,* cette crème naturelle blanchâtre qui protège la peau des nouveau-nés.

Il est vingt et une heures quarante-deux précises.

ÇA Y EST ! JE SUIS PAPA !

Le premier cri de mon fils est un pur délice à mes oreilles.

Pour dire vrai, je n'ai pas tout vu parce qu'à la fin, la chambre n'était éclairée que par une lampe braquée entre les cuisses d'Agathe.

Je n'ai pas tout vu, non plus, parce que lorsque le médecin et son assistante ont attrapé mon fils, j'ai flanché, je me suis mis à brailler comme un veau. Mes épaules tressaillaient et mes yeux étaient tout embués. Quand on m'a demandé de couper le cordon, comme bien des hommes avant moi, j'ai bien failli trancher le doigt du médecin !

Quelques minutes plus tard, je retrouve enfin mes esprits pour constater que mon fils, recroquevillé dans le cou de sa mère, a bien tous ses morceaux.

Médéric ne pleure presque pas. Je dirais même qu'il est moins braillard que son père.

Après l'avoir bien emmailloté et lui avoir enfilé une petite tuque, l'infirmière le dépose sur la poitrine d'Agathe. Je l'observe, je le touche délicatement. Je lui dis des choses à voix basse, je lui fais des ga-ga-guili-guili-ga-ga. Avant qu'il naisse, je lui parlais comme à un adulte. Maintenant qu'il est là, je converse avec lui en langage bébé.

Il garde les yeux grands ouverts. J'ai même le sentiment qu'il nous sourit. Mais je ne pourrais pas le jurer. Peut-être est-ce mon imagination.

Je me mets à trépigner de joie et à embrasser toutes les personnes présentes dans la pièce, l'accompagnatrice, l'infirmière et le médecin, comme si elles étaient des intimes, des membres de la famille. Je les remercie comme si elles venaient de me sauver la vie. Mes appréhensions n'étaient pas toutes fondées quant au personnel de l'hôpital. Il y a des gens plus affables que la réceptionniste de la radiologie.

L'infirmière pèse l'enfant. Un beau petit paquet de sept livres et demie, presque trois kilos et demi. Pas mal pour un petit bébé né dix jours avant la date prévue.

Agathe lui donne une première tétée. Il comprend vite le but du jeu. Comme il est intelligent !

Peu à peu, les gens quittent la chambre. Il doit être vingt-trois heures. Nous restons tous les trois ensemble, Agathe, Médéric et moi. *La famiglia*. On passe quelques coups de fil pour annoncer la nouvelle à nos proches.

Arrive ensuite le moment de la première séparation. Je prends mon fils dans mes bras. Je redoutais un peu cet instant, de crainte d'échapper le petit paquet sur le linoléum. Finalement, ce n'est guère plus compliqué que de prendre un chat. Et ça ne griffe pas.

Une infirmière vérifie ses réflexes, lui administre une piqûre de vitamine K dans la jambe (il n'apprécie pas), lui applique un onguent antibiotique dans les yeux (il n'aime pas non plus).

Je m'assure une dernière fois du nom figurant sur le bracelet de plastique au pied de l'enfant. Bébé Moquin-Poupart. C'est le bon bébé. C'est bien mon garçon.

Déjà, je le trouve formidable, plus beau que tout ce que j'imaginais. Je m'étonne de ses moindres réactions, je deviens gâteux.

— Vous ne trouvez pas qu'il a l'air génial?

Je me persuade aisément qu'il ira très loin dans la vie. Qu'il deviendra une sommité dans son domaine.

— Salut, fiston. Passe une bonne première nuit dans ton petit lit de plastique. On se revoit demain. Et tous les autres demains qui suivront.

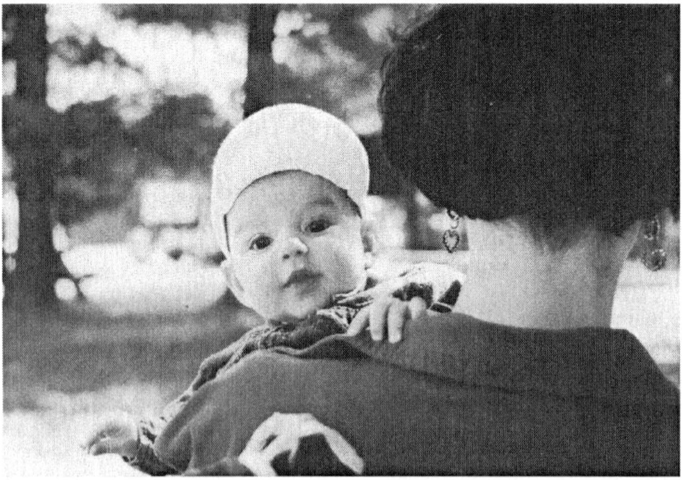

Médéric à trois mois.

Postface

Le petit Médéric, dont la photo apparaît à la page précédente, est maintenant un adolescent à la voix grave, avec du poil au menton, et qui commence à devenir une sérieuse menace pour son vieux père sur un court de tennis.

Entre le moment de sa naissance et aujourd'hui, Médéric a survécu à plusieurs mésaventures.

À sa naissance, comme je l'ai raconté précédemment, nous habitions le troisième étage d'un immeuble du Plateau-Mont-Royal. Pour accéder à l'appartement, il fallait monter un escalier extérieur menant à une galerie au deuxième étage, ouvrir une première porte et emprunter un escalier intérieur conduisant à notre appartement. Un bon samedi soir, notre livreur de pizza a claqué la porte du deuxième étage au moment même où je fermais celle du troisième, ce qui a causé ce qu'il convient de désigner un appel d'air. La porte de l'appartement, que je croyais pourtant close, est restée légèrement entrouverte. Il n'en fallait pas davantage pour piquer la curiosité de Médéric, âgé à cette époque de sept ou huit mois. Il a rampé jusqu'à la porte, a étiré sa petite tête dans le vide et... a déboulé les seize marches de l'escalier, heureusement recouvertes d'un tapis. Même après toutes ces années, il m'arrive souvent d'imaginer cette scène au ralenti ou d'entendre le bruit sourd de la chute en cascade de Médéric. Y penser me donne toujours les mêmes frissons. Notre petit homme aurait pu subir de multiples fractures ou se fracasser le crâne sur le calorifère au bas de l'escalier. Par une chance inouïe, il est sorti indemne de cette envolée acrobatique.

Agathe et moi avons laissé Médéric, âgé de dix-huit mois, sans surveillance dans l'appartement pendant environ un quart d'heure. Je croyais qu'Agathe était dans la maison quand je me suis rendu au dépanneur pour acheter du lait. Or, elle était déjà sortie. Nous avions eu une banale dispute, il en a découlé un trivial problème de communication qui aurait pu mal tourner, d'autant que nous avions laissé un plat mijoter sur le feu. Heureusement, Médéric ne s'est pas rendu compte qu'il était seul dans la maison. Il n'a pas paniqué.

À deux ans, Médéric a quitté sans avertissement un petit restaurant italien de la rue Bélanger sous prétexte qu'il avait fini de manger et qu'il voulait aller jouer au parc. Je l'ai rattrapé un coin de rue plus loin.

Une autre fois, nous étions sur le trottoir en face de la garderie et je m'affairais à déplier la poussette de Médéric pour rentrer à la maison. Il en a profité pour traverser la rue Saint-Hubert à l'heure de pointe. Par chance, aucun chauffard n'était à l'horizon. Il n'est rien arrivé.

Au cours de vacances estivales, Médéric fanfaronnait devant sa mère qui lui recommandait de se méfier des pierres glissantes sur le bord de la rivière.

C'était écrit dans le ciel et Médéric a chuté dans la rivière des Trois Pistoles. Instinctivement, Agathe a retiré son chandail qu'elle a lancé comme une bouée de sauvetage à son fils avant qu'il ne soit emporté par les rapides de la rivière. Quand je revois cette scène, j'admire encore Agathe pour sa rapidité d'action. Je ne sais pas nager, j'ai une peur maladive de l'eau et cette histoire me hante parce qu'elle me confronte à mes limites. Fort heureusement, mes deux garçons n'ont pas hérité de ma phobie.

Ces anecdotes ne sont que quelques-unes des aventures de la vie tumultueuse de Médéric. Tous les parents ont des histoires semblables à raconter. Dans la très grande majorité des cas, elles demeurent des anecdotes qui enrichissent le répertoire des contes et légendes de chaque famille. Parfois, il arrive qu'une maisonnée, au hasard, soit frappée d'un authentique malheur : un bébé qui suffoque, oublié dans une voiture, un autre déchiqueté par des chiens ou un jeune enfant qui se fait broyer les pieds par une turbine aux glissades d'eau. Quand cela se produit, je me dis toujours que cette famille aurait pu être la mienne. Moi aussi, j'ai été imprudent, inattentif, distrait. Plutôt que de blâmer ces parents pour ce qui ne fut souvent qu'un fugace manque d'attention aux conséquences tragiques, j'ai de l'empathie pour eux. J'évite de les juger trop sévèrement, car je sais très bien que j'aurais pu, moi aussi, apparaître sur la une du *Journal de Montréal* suite à un moment d'égarement. D'ailleurs, je n'ai jamais compris pourquoi les médias font leurs choux gras de ce genre de drames. On devrait laisser les familles vivre leur deuil en privé.

D'une certaine manière, le fait que l'immense majorité des enfants parviennent à maturité équipés de toutes leurs pièces d'origine dans un état à peu près intact tient du miracle.

Je ne remercierai jamais suffisamment l'esprit bienveillant ou l'ange gardien, toujours au bon endroit au bon moment, qui a su protéger Médéric des petites et grandes catastrophes de la vie. Grâce à lui, Médéric est aujourd'hui un bel adolescent en bonne santé.

Depuis la rédaction de ce texte, Médéric a hérité d'un frère, né en 1998, qui s'appelle Arthur. Trop occupé avec l'aîné et l'effet de nouveauté s'étant évidemment estompé, je n'ai pas tenu de journal pendant qu'Agathe était enceinte d'Arthur. Plusieurs années plus tard, j'ai tenté de me racheter en lui dédiant un roman jeunesse qui s'intitule *Edgar-la-bagarre*, récit d'ailleurs grandement inspiré des vicissitudes de la petite enfance de mon deuxième garçon.

Aujourd'hui, les deux frères ont développé une relation d'amour et de haine dont les hauts et les bas ponctuent notre vie familiale. Ils vont à l'école, font du sport, dévalisent le garde-manger, laissent traîner partout leurs vêtements et passent un nombre ahurissant d'heures devant leur Xbox. Bref, ce sont deux garçons tout ce qu'il y a de plus normaux.

Je dis souvent que mes fils demeurent ma plus belle source d'inspiration et d'exaspération. Réflexion faite, ils sont fort probablement ce que j'ai fait de plus beau et de mieux.

Et dans les faits, il faut bien que je le reconnaisse : ils ont changé ma vie.

Table des chapitres

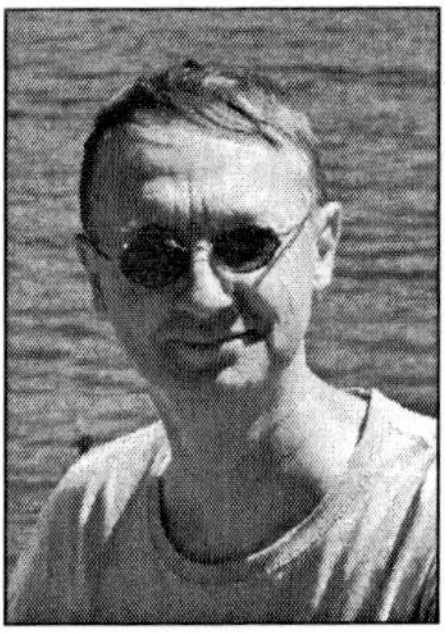

Roger Poupart

Roger Poupart est né à Saint-Constant en 1960. Il a fait des études universitaires en sciences politiques et en administration des affaires. Depuis un peu plus d'une vingtaine d'années, il travaille à son compte comme rédacteur économique et financier. Puis, quand ses bienheureux clients lui accordent un peu de répit, il écrit pour le plaisir d'inventer des histoires. Roger Poupart est auteur et coauteur d'une dizaine de romans pour la jeunesse. *La grossesse de Roger* est son premier texte publié pour les adultes.

DENNIS JONES
Le plan Rubicon
Palais d'hiver

SUSANNE JULIEN
Mortellement vôtre
Œil pour œil
Le ruban pourpre

JACQUES LAMARCHE
Ils auront trente ans

ANDRÉ LANGEVIN
Une chaîne dans le parc
Évadé de la nuit
L'Élan d'Amérique
Poussière sur la ville
Le temps des hommes

JACQUES LANGUIRAND
Klondyke

STEPHEN LEACOCK
Un grain de sel

FRANÇOISE LEPAGE
Paule Daveluy ou La passion des mots

LAURA LESSARD
Je suis Laura... pour le meilleur et pour le pire.

FRANÇOISE LORANGER
Une maison... un jour
Encore cinq minutes, suivi de *Un cri qui vient de loin*

LOUISE MAHEUX-FORCIER
Amadou
Appassionata
Arioso
En toutes lettres
Neige et palmiers
Le cœur étoilé
Le piano rouge
Le sablier
L'île joyeuse
Paroles et musiques
Un jardin défendu
Un parc en automne
Une forêt pour Zoé

CLAIRE MARTIN
Dans un gant de fer
Doux amer
Moi, je n'étais qu'espoir
Quand j'aurai payé ton visage

MARIO MASSON
L'autoroute de l'information

W.O. MITCHELL
Qui a vu le vent?

PIERRE-YVES MOCQUAIS
Hubert Aquin ou la quête interrompue

ROGER MODOLONI
L'aube du temps qui vient

JEAN PALARDY
Les meubles anciens du Canada français

ALICE PARIZEAU
Côte-des-Neiges
La charge des sangliers
L'amour de Jeanne
Les lilas fleurissent à Varsovie
Les militants
Ils se sont connus à Lwow

ROGER POUPART
La grossesse de Roger

GINETTE QUIRION
Quarante ans et toujours en troisième année

MICHEL RÉGNIER
L'oreille gauche, ou Gare d'Ofuna
Le vol bas du héron
Le fossile
L'Américaine de Da Nang

MORDECAI RICHLER
Duddy Kravitz

GEORGES ROBERT
Marcel Aymé est revenu

JEAN-JACQUES ROUSSEAU
Voyage de Pehr Kalm

DANIEL SERNINE
Manuscrit trouvé dans un secrétaire

JEAN-FRANÇOIS SOMAIN
Dernier départ
Karine
La nuit du chien-loup
Le soleil de Gauguin
Les visiteurs du pôle Nord
Vingt minutes d'amour
Sortir du piège

HENRY STEINBERG
Les dessous du Palais
Le rendez-vous des saints

LOUIS TARDIF
Les Assoiffés

GILBERT TARRAB
Théâtre en ut mineur

MICHELLE TISSEYRE
La passion de Jeanne I – Une rose tardive

PIERRE TISSEYRE
L'art d'écrire
55 heures de guerre
Lorsque notre littérature était jeune (entretiens avec Jean-Pierre Guay)

PAUL TOUPIN
Le deuil d'une princesse

BERTRAND VAC
La favorite et le conquérant
Le carrefour des géants
Mes pensées profondes

Jean Vaillancourt
Les Canadiens errants

Patrick Watson
En ondes dans cinq minutes

Rudy Wiebe
Les tentations de Gros-Ours
Louis Riel, la fin d'un rêve

Mel B. Yoken
Entretiens québécois (trois volumes)

RECYCLÉ
Papier fait à partir
de matériaux recyclés
FSC® C103567
FSC
www.fsc.org

Ce livre a été imprimé
sur du papier enviro 100 % recyclé.

Empreinte écologique réduite de:
Arbres: 6
Déchets solides: 318 kg
Eau: 20 982 L
Émissions atmosphériques: 826 kg

Ensemble, tournons la page sur le gaspillage.